AF314670

ABRÉGÉ

D'HYPPIATRIQUE,

EXTRAIT

DES MEILLEURS AUTEURS.

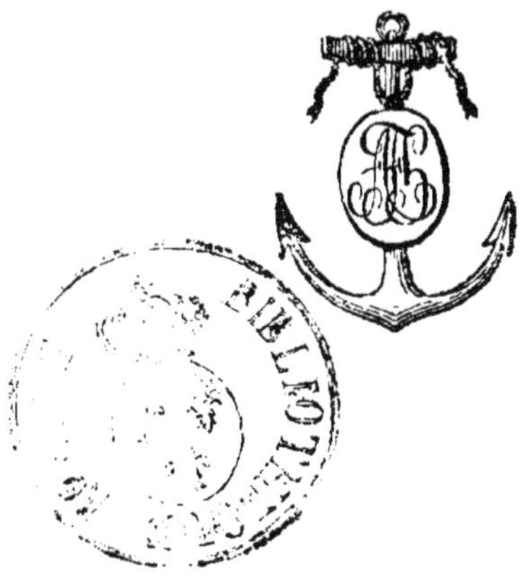

CAMBRAI.

IMPRIMERIE DE A. F. HUREZ. (Nord.)

1823.

AVIS.

—

Cᴇᴛ extrait est le résultat de recherches assez étendues, dans différens ouvrages qui ont traité de cette partie. Ceux auxquels on s'est principalement attaché, sont : l'*Extérieur du Cheval*, par Bourgelat; le *Traité du Pied*, par Girard, et *les cahiers de l'École de Saumur*, rédigés par M. Flandrin, écuyer hyppiatre.

La division adoptée est en trois parties :

La première traite de l'Ostéologie et de la connaissance du Squelette.

La seconde comprend l'extérieur du Cheval, ses beautés, ses défectuosités, ses maladies, et les remèdes les plus simples et les plus prompts à y apporter.

La troisième contient l'exposé de quelques règles d'Hygiène. Elle traite principalement des alimens du cheval, des soins qu'y doit apporter l'officier, de quelques principes conservateurs de la santé de l'animal, et des précautions à prendre en cas d'épizooties et de maladies contagieuses.

On a cherché à resserrer, dans le cadre le moins étendu possible, ce qu'il a paru nécessaire que sût l'officier de cavalerie, afin que, dans quelques positions où le hasard le plaçât, il fut en état, non-seulement de surveiller, mais même de diriger les soins constans qu'exige la conservation des chevaux.

Si ce but est rempli, on aura alors atteint celui qu'on s'était proposé.

PREMIÈRE PARTIE.

OSTÉOLOGIE.

PREMIÈRE SECTION.

DES OS EN GÉNÉRAL.

LES os sont des parties dures, blanches et peu élastiques, destinées à servir de charpente au corps de l'animal ; de moyens d'attaches aux tendons et aux muscles, et à protéger les organes essentiels à la vie, de l'impression des corps extérieurs.

Les os sont composés de deux principes essentiellement différens, d'un parenchyme particulier, ou partie organique, et d'une substance salino-terreuse ou inorganique, appelée phosphate calcaire. Le premier de ces principes forme la trame primitive de l'os, et renferme dans les mailles de son tissu, la substance calcaire qui sert à lui donner sa consistance et sa solidité. Le parenchyme prédomine dans le jeune âge, et le phosphate de chaux dans la vieillesse ; voilà pourquoi les os sont mous et flexibles dans les jeunes sujets, tandis qu'ils sont friables et cassans dans ceux qui sont vieux.

Outre les deux principes dont nous venons de parler, les os présentent trois substances dans l'examen qu'on en fait : la substance compacte, la substance spongieuse et la substance réticulaire. La première se remarque au centre des os longs ; la seconde aux extrémités et plus particulièrement dans les os courts, et la troisième enfin, dans l'intérieur des cavités.

PÉRIOSTE.

Les os sont recouverts par une membrane assez forte et adhérente au corps de l'os qu'on appelle le périoste. C'est à travers cette membrane que passent les différens vaisseaux qui portent la nourriture à l'os ; ainsi le périoste, par ses fonctions, devient le régulateur des sucs nutritifs : sa lésion peut déterminer les exostoses et la carie.

ÉMINENCES.

Toutes saillies qui se remarquent extérieurement à l'os, sont connues sous le nom d'éminences : on les divise en apophyses et en épiphyses. Les premières font corps avec l'os, et les secondes en sont séparées par un cartilage intermédiaire qui finit, au fur et à mesure que le sujet avance en âge, par se souder avec l'os. Ainsi, les épiphyses deviennent apophyses ; mais on doit remarquer qu'elles sont infiniment moins solides que les apophyses, et qu'il importe de ménager les animaux pour le travail, jusqu'à l'époque où les os ont acquis leur solidité : le défaut d'attention à cet égard est une des causes déterminantes de leur ruine prématurée.

Les éminences ont reçu des dénominations et des divisions différentes, suivant leurs formes et leurs usages ; on les divise en articulaires et en non articulaires : les premières sont nommées *Têtes*, quand elles sont rondes ; *Condiles*, lorsqu'elles sont aplaties d'un côté à l'autre ; *Pivots*, si elles se trouvent en pointes, comme l'apophyse articulaire de la seconde vertèbre cervicale.

Les éminences non articulaires sont en forme de crêtes, d'épines, de mamelons et de stylets.

Tout enfoncement qui se remarque à l'extérieur de l'os, reçoit le nom de cavité : on les distingue comme les éminences, en articulaires et en non articulaires. Le caractère des premières est d'être revêtues d'une substance cartilagineuse, servant à faciliter le jeu de l'articulation ; les secondes donnent attache et implantation aux muscles, aux tendons et aux ligamens, ou servent à donner passage aux vaisseaux et aux nerfs : on les nomme fosses ou fossettes, fentes, gouttières, sinus, suivant qu'elles se rapprochent plus ou moins de la figure ou ressemblance de ces objets.

ARTICULATIONS.

La manière dont les os sont réunis par leurs extrémités, s'appelle articulation. On en reconnaît de trois espèces : les immobiles, les mobiles et les mixtes. Les premières se font par le contact immédiat de plusieurs os qui se soudent entr'eux, de manière à n'en former qu'un seul ; les secondes, sont en mouvement toute la vie, ne perdent de l'étendue de leur jeu que par suite d'un travail forcé, ou par des accidens que nous aurons occasion de reconnaître en traitant des parties extérieures.

L'articulation mixte est celle qui, par son mouvement, participe du caractère des deux premières ;

elle se remarque à la colonne vertébrale , et aux côtes?

Les mouvemens des articulations ont lieu de quatre manières ; savoir : par genou, par charnière, par pivot et par coulisse.

La première (articulation par genou) est susceptible d'extension, de flexion , de rotation et d'abduction. (L'épaule avec le bras.)

L'articulation par charnière est douée d'extension et de flexion , le jarret et le coude donnent une idée de ce genre d'articulation.

L'articulation par pivot a lieu lorsqu'un os, terminé par une pointe, tourne sur son axe : la première , avec la seconde vertèbre du cou, forme cette articulation.

L'articulation par coulisse a lieu quand deux os glissent l'un sur l'autre, comme les facettes des apophyses des vertèbres cervicales.

MUSCLES.

Partie rouge, susceptible de relàchement et de contraction ;

Tendon, composé de fibres blanchâtres très-fortes, faisant suite aux muscles dans lesquels ils s'implantent et dont ils propagent l'action au loin ;

Aponévroses, ressemblent aux tendons pour leurs usages, mais sont aplaties comme les membranes.

CARTILAGES.

Pour éviter le résultat des frottemens des os les uns contre les autres, la nature les a recouverts, à leurs extrémités articulaires, d'une substance blanche , lisse, polie et élastique , connue sous le nom de cartilage. D'autres cartilages que ceux dont nous

parlons, servent ou concourent à former les parois
des grandes cavités, comme les cartilages des côtes,
par exemple ; d'autres enfin se trouvent à l'extrémité de certains organes, tels que les cartilages du
larinx, de l'oreille externe et des naseaux. Les cartilages sont d'une texture peu sensible.

LIGAMENS.

Les ligamens sont des corps très-forts, participans
de la nature des tendons, quoique n'étant pas comme
eux une émanation des muscles ; ils servent à maintenir les os dans leur position, et à éviter les dé-
placemens qui pourraient avoir lieu lors des grands
mouvemens.

On divise les ligamens en articulaires, inter-arti-
culaires, suspenseurs, ligamens ronds, croisés, et
enfin en ligamens capsulaires. L'usage de ces derniers est d'envelopper les articulations, de leur servir de bandage et de secréter une liqueur huileuse,
connue sous le nom de sinovie, qui sert à faciliter
le jeu et les mouvemens des articulations ; cette liqueur est alternativement absorbée et renouvelée.

DU SQUELETTE.

DEUXIÈME SECTION.

Le squelette est l'assemblage symétrique et régulier
de tous les os d'un même animal, conservés et sou-

tenus dans leur position naturelle, soit par leurs propres liens ou ligamens, soit par des fils de fer ou de laiton ; de-là, la division du squelette naturel et artificiel.

On le divise en tête, tronc et membres.

DE LA TÊTE.

1.° La tête est une partie conoïde, située à l'extrémité antérieure de l'encolure, renfermant l'organe des sens.

La tête se subdivise en crâne et en face ou mâchoires. Le crâne est formé de sept os, savoir : un frontal, un pariétal, un occipital, un sphénoïde, un ethmoïde, et deux temporaux.

La face comprend les deux mâchoires, dont une supérieure et l'autre inférieure. La première de ces mâchoires est composée de dix-neuf os, qui sont deux grands maxillaires, deux petits maxillaires, deux naseaux, deux lacrymaux, deux zygomatiques, quatre cornets, un vomer, deux palatins et deux ptérigoïdiens ; la mâchoire inférieure est formée d'un seul, appelé maxillaire.

DU TRONC.

2.° Le tronc s'étend de la tête à la queue, son milieu supérieur est formé par la colonne vertébrale ; à sa partie antérieure se trouve le thorax ou la poitrine, à sa partie moyenne l'abdomen ou ventre, et postérieurement le bassin ou cavité pellevienne.

Les vertèbres se divisent en vertèbres cervicales, dorsales et lombaires. Les premières sont au nombre de sept, dont deux portent le nom d'atloïde et d'axoïde, et les autres sont désignées par leurs noms numériques. La surface supérieure de ces vertèbres est pourvue d'un grand ligament jaunâtre, très-élastique, qui soutient le cou et la tête : on l'appelle le ligament cervical.

Les vertèbres dorsales sont au nombre de dix-huit, et les vertèbres lombaires au nombre de six.

Les côtes sont au nombre de trente-six, dix-huit de chaque côté, dont neuf sternales et neuf asternales ; les neuf premières de chaque côté aboutissent directement au sternum, et les neuf dernières en sont séparées et se soutiennent mutuellement par leurs cartilages.

Le bassin contient la plupart des organes génitaux et urinaires, et donne origine à la queue. Les os qui le constituent, sont deux coxaux, un sacrum et plusieurs coccygiens.

DES MEMBRES.

3.° Les membres sont des espèces d'appendices prolongés du tronc, divisés par leurs jointures en plusieurs rayons ou parties ; ils sont au nombre de quatre, dont deux thorachiques ou antérieurs, et deux abdominaux ou postérieurs : ils supportent le tronc, et sont les organes des grands mouvemens, à l'aide desquels l'animal se transporte d'un lieu à un autre.

On divise chaque membre antérieur en épaule, bras, avant-bras et pied. L'épaule est formée d'un seul os appelé scapulum ; le bras comprend l'humérus, et l'avant-bras le cubitus. Le pied comprend les os du genou appelés carpiens ; ils sont au nombre de sept, divisés en deux rangées, dont trois à cha-

que, et le septième hors du rang, appelé os crochu
ou sus - carpien. Les os du canon, nommés méta-
carpiens, sont au nombre de trois : le canon et deux
péronés ; et les os de chaque doigt, sont trois pha-
langiens et trois sésamoïdes.

Chaque membre postérieur se subdivise de même
que l'antérieur, en quatre parties principales : savoir:
la hanche, formée par une grande portion du coxal
qui constitue essentiellement le bassin. La cuisse
par le fémur ; la jambe par le tibia, le péroné et la
rotule. Le pied comprend les os du jarret, qu'on
nomme tarsiens ; ils sont au nombre de six : le cal-
caneum, la poulie et quatre os plats divisés en deux
rangées. Les os du canon qu'on appelle métatar-
siens, sont au nombre de trois : le canon et les deux
péronés, et enfin les os du doigt qui sont trois pha-
langiens et trois sésamoïdes.

Ces quatre parties, dans chaque membre, ont une
direction opposée l'une à l'autre, et d'autant plus
rapprochée de la perpendiculaire, que les rayons
sont plus inférieurs, de manière qu'elles forment entr'elles des angles dont les ouvertures sont opposées.

DEUXIÈME PARTIE

EXTÉRIEUR DU CHEVAL.

DIVISION DU CHEVAL.

L'EXTÉRIEUR est une partie de l'hyppiatrique, qui a pour but l'étude et la connaissance de toutes les parties extérieures du cheval, leurs beautés, leurs défectuosités, leurs maladies et les moyens les plus simples d'y remédier. Pour en faciliter l'étude, on divise le cheval en trois parties : en avant-main, en corps et en arrière-main.

L'avant-main comprend la tête, l'encolure, le garot et les épaules, le poitrail, les ars, les inter-ars, et le reste de l'extrémité antérieure jusqu'à terre.

Le corps est formé par le dos, les reins, les côtes, le passage des sangles, le ventre et les flancs.

L'arrière-main comprend la croupe, la queue, les hanches, les fesses, les cuisses, le grasset, l'anus et le reste de l'extrémité postérieure. Les parties gé-nitales du mâle et de la femelle.

La tête se subdivise en plusieurs autres parties distinctes, telles que la nuque, le toupet, les oreilles, les parotides et la gorge, le front, les sourcils, les salières et les tempes ; les yeux, les larmiers et les joues ; le chanfrein, les naseaux et le bout du nez ; les lèvres, la bouche, la barbe, le menton, l'auge et la ganache.

Les extrémités antérieures comprennent l'épaule,

le bras, l'avant-bras, le coude, la chataigne, le genou, le canon, le tendon, le boulet, le fanon, l'ergot, le paturon, la couronne et le pied.

Les extrémités postérieures comprennent la cuisse, le grasset, la jambe, le jarret, et le reste comme dans l'extrémité antérieure.

DES
PARTIES DE L'AVANT-MAIN.

PREMIÈRE SECTION.

DE LA TÊTE EN GÉNÉRAL.

La tête est une des parties de l'avant-main la plus essentielle à considérer, sous le rapport de son volume, d'où provient sa pesanteur, et sous celui de sa position, qui en détermine l'effet sur les mouvemens.

La tête est belle lorsqu'elle est sèche, que la peau qui la recouvre en est fine et les vaisseaux bien apparens ; qu'elle possède du reste les rapports de proportion qu'il doit y avoir entr'elle et les autres parties du corps : pour être bien attachée, la tête doit partir du sommet de l'encolure, et marquer, entre les parties qui l'avoisinent, une dépression assez sensible, de manière à en être parfaitement distincte. Dans sa position, la tête doit représenter la diagonale d'un carré long : si elle s'en éloigne en avant, le cheval doit porter au vent; si elle s'en éloigne en arrière, il doit s'armer, s'encapuchonner.

L'excès de volume de la tête surcharge l'avant-main et détruit l'équilibre qui règne entr'elle et l'arrière-main. Que cette disposition soit occasionnée par les os ou les chairs, le poids en est absolument le même; mais quand le volume dépend de ces dernières, elle est appelée tête grasse : les fluxions de tous genres, les maux d'yeux particulièrement sont à redouter.

Lorsque la tête est trop longue, on l'appelle tête de vieille ; si la peau qui la recouvre est adhérente aux os, que leurs éminences soient trop saillantes, et qu'il y ait sécheresse dans les parties molles, on dit que la tête est décharnée. La gêne qu'éprouvent les vaisseaux, pour le transport des fluides, entraîne les mêmes accidens que ceux dont nous avons parlé pour la tête grasse.

DE LA NUQUE.

La nuque s'étend d'une oreille à l'autre : elle est bornée, en avant, par le toupet, et postérieurement, par la crinière ; la crête transversale de l'occipital en forme la base. La nuque doit être saillante dans son milieu et légèrement déprimée à sa partie postérieure ; endroit où la têtière du licol ou de la bride repose.

MALADIES.

La nuque est exposée à une maladie connue sous le nom de *taupe* ou *testudo;* elle consiste dans la formation d'une tumeur occasionnée par des coups donnés sur cette partie.

Lorsque , par les moyens des frictions d'eau-de-vie camphrée ou d'autres résolutifs, on a fait disparaître cette maladie, on n'a rien à redouter de ses suites ; mais lorsqu'au contraire la tumeur s'est abcédée, qu'elle a formé des clapiers ou fait des ravages entre les muscles de l'encolure, que le ligament cervical est en partie détruit à sa naissance, les dangers sont très-grands ; le cheval bat à la main et ne peut soutenir sa tête en position : dès-lors il est incapable de rendre le moindre service pour la selle.

Un coup de sabre qui aurait coupé le ligament cervical près de son origine , entraînerait les mêmes accidens que ceux dont nous venons de parler.

DU TOUPET.

Le bouquet de crins qui tombe sur le front est ce qu'on appelle toupet. L'usage essentiel de ces crins est de chasser les insectes et d'empêcher les ordures de tomber dans les yeux.

DES OREILLES.

Les oreilles sont ces deux prolongemens cartilagineux, construits en forme de cône tronqué obliquement, et situés aux parties latérales et supérieures de la tête.

Les oreilles doivent être d'une longueur moyenne, et proportionnées à leur largeur ; la peau doit en être mince et déliée, et les mouvemens très-libres. Elles doivent, par leur position, être près du sommet de la tête , et assez rapprochées l'une de l'autre.

Lorsque les oreilles sont petites, elles donnent un

air vif et gracieux à l'animal ; quand elles sont trop longues , elles le font paraître stupide , et dans ce cas on dit que le cheval est oreillard. Si , joint à cet excès de volume , les oreilles sont épaisses , mal placées , qu'elles tombent sur les côtés de la tête et qu'elles en accompagnent les mouvemens ; on les appelle oreilles de cochon.

Quand le cheval couche les oreilles sur l'encolure, c'est un signe certain qu'il a envie de frapper ou de mordre ; s'il en porte une, tantôt en avant, tantôt en arrière, que, par intervalle, ce même mouvement soit interrompu par l'immobilité, on doit craindre que le cheval ne soit aveugle ou n'ait la vue faible.

On désigne sous le nom d'oreilles hardies , celles dont les pointes sont rapprochées de manière à ce que l'ouverture soit fixe et en avant.

DES PAROTIDES.

Les parotides, nommées vulgairement avives, sont formées par deux glandes qui sécrettent la salive; elles sont situées à la base de l'oreille, entre la tête et la première vertèbre cervicale.

Les parotides doivent être au niveau des parties qui les avoisinent : si elles sont trop saillantes, elles rendent la tête comme empâtée , et en masquent l'attache ; elles empêchent même le cheval de se bien placer, de manière à pouvoir soutenir avec aisance, l'action de la bride.

Les inégalités, les callosités, les fistules qu'on peut remarquer aux parotides , ne sont souvent que les suites d'une opération que les maréchaux ignorans pratiquent sur ces parties , en les saisissant avec les tricoises , et en frappant dessus à coups de marteau ou avec un morceau de bois. Ces sortes d'accidens suppriment une partie de la sécrétion de la salive , et la portion sécrétée s'échappe au dehors si les canaux sont ouverts : les digestions pénibles et la maigreur en sont les suites.

DE LA GORGE.

La gorge est formée par les cartilages du larynx et les premiers cerceaux de la trachée-artère ; elle s'étend de la partie inférieure des parotides d'un côté à l'autre , environ de trois ou quatre travers de doigt , en tous sens. La résistance que les cartilages opposent à la pression , est une preuve de la solidité de la poitrine , de même que leur trop grande mollesse est un indice de maladie chronique , sur-tout si une toux grasse et profonde accompagne ou suit ce mouvement de pression , qui doit être opéré par le pouce et l'index. L'état particulier du flanc sert à éclaircir les doutes que l'on peut avoir sur la nature de l'affection.

MALADIES.

L'inflammation de la gorge , connue sous le nom d'esquinancie , se reconnaît à la difficulté que l'animal a de respirer et d'avaler les alimens , qu'il rejette après les avoir mâchés ; à la rougeur de la membrane du nez , d'où s'échappe une humeur plus ou moins épaisse , suivant le degré de l'inflammation ; enfin on distingue cette maladie à la sensibilité et à l'engorgement des glandes parotides. La saignée , si le cheval est gras et d'un âge fait, le régime absolu, les gargarismes de miel avec le vinaigre, les opiats composés avec la réglisse, l'althéa et le miel ; les sétons à l'encolure, les boissons adoucissantes, le soin de tenir l'animal chaudement et de lui frictionner les glandes avec le populéum, doivent être mis en usage.

DU FRONT.

Le front s'étend depuis le toupet jusqu'à la partie supérieure du chanfrein. Il est borné de chaque côté, par les yeux, et a pour base l'os frontal et une partie du pariétal ; il doit être assez large, uni et aplati dans son milieu : si le front est concave ou enfoncé, on dit que le cheval est camus ; s'il est bombé ou convexe, et que le chanfrein participe de cette conformation, la tête est busquée ou moutonnée.

On remarque quelquefois au milieu du front une certaine quantité de poils blancs, plus ou moins étendue, à laquelle on a donné le nom de pelote, d'étoile, et qu'on a soin de désigner dans un signalement.

DES SOURCILS.

Les poils qui sont au-dessus des cils, et dont l'usage essentiel est d'empêcher les corps étrangers de tomber dans l'œil, portent le nom de sourcils : lorsqu'ils sont devenus blancs, on dit que le cheval a cillé ; même on pense, et mal à propos, que c'est un signe de vieillesse.

DES SALIÈRES.

Les salières sont deux enfoncemens situés à la partie supérieure des yeux. Pour être belles, elles doivent être presque pleines et au niveau des parties environnantes : si elles sont creuses , c'est une difformité qui n'est pas toujours un signe de vieillesse; pour y parer , certains maquignons pratiquent une légère ouverture à la peau , insufflent de l'air pour remplir la cavité : la crépitation de la peau à la pression du doigt , fait reconnaître cette ruse.

DES TEMPES.

La surface qui correspond à l'articulation de la mâchoire postérieure avec le temporal , forme les tempes. Cette partie n'est intéressante à observer que sous le rapport de son élévation ou de son abaissement ; dans le premier cas , la tête paraît comme plaquée et trop large : c'est à cet endroit où chemine une artère , connue sous le nom d'artère temporale.

DES YEUX.

Les yeux sont les organes immédiats de la vue : ils sont situés aux parties moyennes et latérales de la tête , dans deux cavités osseuses , connues sous le nom d'orbites.

On divise les parties qui les forment en environnantes ou accessoires , et constituantes ou essentielles.

Les premières sont situées autour de l'œil , proprement dit , et servent à le soutenir , le faire mouvoir et l'abriter ; ce sont les os , les paupières et leurs accessoires , les muscles et les graisses.

Les paupières sont au nombre de deux : une supérieure , qui est très-mobile , l'autre inférieure , qui n'a que peu de mouvemens ; elles sont formées par la peau et destinées à garantir l'œil de l'injure des coups extérieurs : à leur bord antérieur se trou-

vent les cils, poils assez longs qui empêchent l'abord
des corps étrangers, et l'action trop vive des rayons
de lumière. La réunion des paupières est appelée
commissure, et forme deux angles, l'un nommé
grand angle ou nasal, l'autre petit angle ou temporal ; ils tirent leurs noms de leur position respective.

Deux muscles font mouvoir les paupières, l'un,
situé autour des paupières, sert à les rapprocher,
il se nomme *orbiculaire;* l'autre, appelé *releveur,*
relève en effet la paupière supérieure, et met l'œil
à découvert.

Au bord libre des paupières et intérieurement se
trouvent les *tarces,* petits cartilages destinés à empêcher qu'elles se rident; on remarque aussi dans
leur intérieur plusieurs glandes dont la plus considérable se nomme *lacrymale,* elle sécrette les larmes,
qui ont pour usage de faciliter le jeu des paupières,
et lubréficier l'œil. La membrane qui tapisse toute la
face interne des paupières, et le devant de l'œil,
est appelée *conjonctive;* incolore dans l'état de
santé, mais sa diaphancité lui fait réfléchir la couleur
rose des paupières qu'elle recouvre intérieurement,
tandis qu'au devant de l'œil elle n'a de couleur apparente que lorsqu'il y a inflammation. Cette membrane forme un replis vers l'angle nasal, qui enveloppe un corps cartilagineux, appelé corps *clignotant* ou paupière nasale, qui a pour usage de nettoyer le devant de l'œil.

Les graisses sont des espèces de coussins sur
lesquels repose le bulbe et empêchent son adhérence
aux os.

Les parties constituantes sont divisées en membranes et humeurs, les premières au nombre de cinq ; sont 1.º la *sclérotique* ou cornée opaque ; 2.º la *cornée lucide* ; 3.º la *choroïde* ; 4.º la *rétine* ; et 5.º l'*hydloïde*.

Les humeurs, au nombre de trois, sont : 1.º l'*humeur aqueuse*, la *vitrée* et le *cristallin* ; ce dernier, mis au nombre des humeurs, est un corps mollasse qui tient le milieu entre les solides et les liquides.

DES MEMBRANES.

La *sclérotique* forme la coque de l'œil, elle est forte ; blanchâtre et donne passage à son fondu à un corps rond appelé *nerf optique* ; elle est de couleur noirâtre à sa face interne, c'est-à-dire, du côté de son adhé-rence avec la *choroïde*.

La *cornée lucide* forme la vitre de l'œil, et se com-pose de lames minces, placées les unes sur les au-tres ; elle est plus bombée que la *sclérotique*, et se réunit à elle près de l'*albuginé*.

La face interne de la cornée lucide, est mainte-nue dans son état de convexité par l'humeur aqueuse qui suinte continuellement au dehors pour le main-tien de la transparence de la vitre de l'œil.

La *choroïde* se trouve immédiatement au dessous de la sclérotique, attachée par nombre de petits vais-seaux ; cette membrane très-fine, est enduite d'une couleur noire vers ses bords, et d'un bleu verdâtre à son fonds qui prend le nom de *tapetum* ; elle tapisse toute la face interne de la *sclérotique*, se fixe à son bord, devient flottante alors, entre elle et la cornée lucide, elle est percée d'un trou de forme ovale, ap-pelé pupille, susceptible de dilatation et de resser-rement. La face interne de cette partie flottante de la choroïde est noirâtre , et se nomme *uvée;* l'externe s'appelle iris, brune ordinairement , et quand elle est blanchâtre ou marbrée, c'est ce qui constitue les yeux *vairons.*

C'est l'iris qui partage l'intérieur de l'œil en deux cavités , l'une qui existe entre elle et la cornée lucide est appelée chambre antérieure ; l'autre, placée entre la face interne ou l'uvée et le fond de l'œil, se nomme chambre postérieure , et c'est l'ouverture appelée pupille qui établit la communication entre les deux chambres.

La rétine est formée par l'épanouissement du nerf optique ; elle repose sur la choroïde comme une espèce de réseau ; c'est elle qui communique les sensations de l'organe visuel au cerveau , sa paralysie cause la cécité , et se nomme *amaurose, mydriase* ou *goutte-sereine.* L'*hyaloïde* contient l'humeur vitrée dans une infinité de cellules formées par une de ses lames, tandis que l'autre l'enveloppe en masse et maintient le cristallin dans une espèce de chaton.

DES HUMEURS.

L'humeur *aqueuse* a la plus grande ressemblance à l'eau commune ; elle remplit les deux chambres, maintient la cornée lucide dans son état de convexité ; elle est susceptible de se régénérer.

L'humeur *vitrée,* renfermée dans les cellules de l'*hyaloïde,* est comparée à du verre en fusion, elle remplit le fond de l'œil ; à sa face antérieure se trouve le *cristallin* qui repose sur elle, c'est un corps mollasse de forme lenticulaire, diaphane, albumineux, bi-facié, convexe, plus à sa face antérieure que postérieurement.

Les yeux doivent être grauds, à fleur de tête, bien fendus, et placés à une distance convenable l'un de l'autre ; le regard doit être vif et hardi, animé et plein de feu : alors, il est le présage certain de la vigueur et du courage de l'animal.

Les yeux doivent être sans taches, et les humeurs, transparentes, afin de n'opposer aucun obstacle à l'entrée des rayons lumineux ; l'iris et l'uvée doivent sur-tout exécuter leurs mouvemens de dilatation et de resserrement avec régularité ; car c'est de leur intégrité que dépend la bonté de la vue.

Quand les yeux sont petits, on les appelle yeux de cochon ; s'ils sont enfoncés et couverts, ils donnent un air de méchanceté au cheval et le font paraître vicieux ; de gros yeux saillans, avec trop de convexité dans la cornée transparente, font paraître le cheval hagard, le rendent myope ; souvent alors, il est peureux et ombrageux, car il ne voit les objets que de très-près. S'il règne une inégalité entre les yeux, pour leur grandeur, et qu'elle soit naturelle, il n'y a pas le moindre danger ; mais si elle est le produit d'un état maladif, on a tout à redouter.

La couleur blanche que réfléchit l'iris, constitue les yeux vairons.

MALADIES.

L'ophtalmie, ou inflammation de la conjonctive, qui se reconnaît au gonflement des paupières et à la rougeur de cette membrane ; l'ulcération du corps clignotant ou de la paupière nasale, le renversement des paupières, l'obstruction des points lacrymaux et du conduit nasal, sont les maladies ordinaires qui affectent les parties environnantes des yeux.

La taie ou albugo, est une tache qui s'observe sur la cornée transparente. Elle peut être produite soit par un coup, soit par tout autre accident ; mais elle n'est dangereuse qu'autant qu'elle occupe le centre de cette partie; alors, elle s'oppose à l'entrée des rayons de lumière dans le fond de l'œil.

La fluxion périodique consiste dans le trouble de l'humeur aqueuse et de l'inflammation générale des parties constituantes de l'œil.

Cette maladie parcourt différentes périodes hors desquelles il est assez difficile de la reconnaître ; mais elle n'affecte ordinairement qu'un œil à la fois, et on distingue qu'elle a existé à la petitesse proportionnelle d'un œil avec l'autre ; au trouble de l'humeur aqueuse et à la couleur particulière de la cornée transparente, qui réfléchit assez souvent celle d'une feuille morte. Dans son état, la fluxion périodique est accompagnée de l'inflammation générale de l'œil, du boursoufflement des paupières et de l'écoulement des larmes ; dans cette circonstance, le trouble de l'humeur aqueuse empêche de pouvoir distinguer les mouvemens de l'iris. La perte de la vue, ou cécité, est une suite de la fluxion périodique ; aussi est-elle regardée comme incurable.

On a conseillé comme moyens palliatifs de cette affection, l'emploi des sétons à l'encolure, sur les joues ; les purgatifs, suivis d'un régime absolu et de l'usage des collyres résolutifs, comme ceux composés d'eau de fleurs de sureau, d'alcool vulnéraire, de muriate, d'ammoniac et d'acétate de plomb cristallisé, ou sel de saturne : ou d'un autre composé de sulfate de zinc (vitriol blanc), seize grammes,

(iris de Florence en poudre, tuihie préparée), de chaque, huit grammes, (alcool vulnéraire), seize grammes, (eau commune), un litre ; lorsqu'on se sert de ces collyres, qui sont fortifians et astringens, il faut avoir le soin d'agiter la bouteille, afin de rendre le mélange plus parfait. Nous conseillons l'emploi de ces collyres pour le traitement de l'ophtalmie ou inflammation de la conjonctive.

La cataracte, ou opacité du *cristallin*, se reconnaît à la couleur blanche ou jaunâtre de ce corps : cette maladie est souvent une terminaison de celle dont nous venons de parler, (la fluxion périodique); elle est incurable.

On appelle *mydriase* ou *goutte-sereine*, la paralysie du nerf optique, d'où suit la perte des mouvemens de l'iris et de l'uvée. Pour s'assurer de l'existence de cette maladie, on place le cheval dans un endroit où on puisse du grand jour passer à l'obscurité, et de l'obscurité au grand jour : dans cet état de choses, la prunelle doit être resserrée au jour et dilatée à l'obscurité ; si elle reste dans le même état, le cheval est indubitablement borgne ou aveugle, suivant que l'un ou les deux yeux sont affectés.

Les moyens qu'on doit employer pour s'assurer de l'intégrité de la vue, sont les mêmes que ceux dont nous venons de parler. Si on se trouve sur un champ de foire, il faut placer la main sur l'œil, abattre la paupière, et, un instant après, examiner si les mouvemens de resserrement et de dilatation de la prunelle s'exécutent bien.

DES LARMIERS.

La partie inférieure du grand angle de l'œil, dont la base est formée par l'os lacrymal, porte le nom de larmier ; c'est sur cette partie que les larmes s'écoulent quand elles ne peuvent passer par le trou nasal, soit à cause de leur abondance ou de l'oblitération de ce conduit. L'absence des poils qui recouvrent les larmiers, suivie de l'excoriation de la peau, peut être regardée comme un indice de l'inflammation chronique des parties constituantes de l'œil et de la fluxion périodique.

DES JOUES.

Les joues sont formées par la surface extérieure des muscles qui recouvrent le maxillaire. Ces parties doivent être unies, exemptes de cicatrices produites par des sétons qu'on applique souvent dans le cas de maladie des yeux. Si les joues sont volumineuses, on dit que le cheval est chargé de ganache, ce qui rend la tête commune.

DU CHANFREIN.

Le chanfrein s'étend depuis la partie inférieure du front jusqu'au bout du nez ; il est borné de chaque côté par les joues, et les os du nez en forment la base. Le chanfrein ne doit être ni trop convexe, ni trop creux : mais tenir un juste milieu entre ces deux extrêmes ; alors le cheval n'a pas la tête busquée et n'est point camus. Un enfoncement des os du nez, suite de coups ou d'autres accidens, sur le chanfrein, est non seulement désagréable à la vue, mais il peut encore gêner la respiration, en s'opposant à l'introduction de l'air dans les poumons ; dans un cas semblable , si le cheval fait entendre du bruit , il est dit cornard ou siffleur.

DU BOUT DU NEZ ET DES NASEAUX.

Le bout du nez est formé par la terminaison du chanfrein , la lèvre antérieure lui sert de limite ; il doit être peu volumineux, se confondre en diminuant d'une manière sensible avec la partie inférieure de la tête : on exprime cette conformation en disant que l'animal boirait dans un verre.

Les naseaux sont les orifices des fosses nasales qui donnent passage à l'air , pour son introduction dans les poumons. Les naseaux sont séparés l'un de l'autre , par une cloison mitoyenne et cartilagineuse ; la peau qui les recouvre en se repliant sur elle-même , forme deux espèces de culs-de-sac, appelés fausses narines , dont l'usage essentiel est de recevoir et de modifier la colonne d'air qui entrerait, avec trop de force, dans les poumons, lors d'une course véhémente et rapide. Pour empêcher les chevaux entiers de hennir, certains peuples du nord et du midi, fendent les fausses narines. Les naseaux doivent être grands, bien fendus et ouverts, afin de faciliter l'entrée de l'air qui sert à la respiration ; la membrane pituitaire doit être d'une couleur vermeille et humectée par une sérosité qui tombe goutte à goutte ; alors elle est regardée comme un signe de santé et de vigueur dans l'animal.

Les fosses nasales doivent être spacieuses et libres, de manière que l'air, en entrant ou en sortant, ne fasse entendre aucun bruit ; si ce bruit existait réellement, on l'exprimerait sous la dénomination de *cornage*, **sifflage** ou *halley :* cet accident rendrait le cheval de nulle valeur. La présence d'un polype ou d'une excroissance charnue dans les naseaux, de même que l'enfoncement des os ou du nez, peuvent occasionner cette affection.

MALADIES.

Les maladies qui s'annoncent par un écoulement d'humeur qui s'échappe des naseaux, sont : la morve, la gourme, les catarrhes, la courbature, etc.

La morve est une affection chronique, qui jusqu'alors a été regardée comme étant contagieuse et sur-tout incurable : sous ce rapport, elle mérite l'attention la plus scrupuleuse.

Cette maladie parcourt trois périodes ou degrés différens qui ne sont qu'une modification de son caractère et de ses progrès. La morve déclarée s'annonce par l'écoulement d'une matière plus ou moins blanchâtre et épaisse, qui sort d'une narine seulement, avec engorgement des glandes lymphatiques, du même côté, sous la ganache ; par la rougeur de la membrane du nez et l'état apparent de santé de l'animal, l'épaississement et la couleur verdâtre de la matière, son adhérence au bord des naseaux, quelques traces apparentes de chancres ou d'ulcères sur la membrane du nez, la sensibilité et l'adhérence des glandes lymphatiques, caractérisent le second degré de la morve. Dans le troisième degré, les chancres sont très-apparens, l'humeur est sanguinolente et exhale souvent une odeur fétide ; la sensibilité et l'engorgement des glandes sont augmentés, et les os du nez boursoufflés ; le dégoût et l'abattement suivent ordinairement cet état : mais on ne doit point différer de faire abattre le cheval. Nous ne proposons aucun traitement contre cette maladie ; il faut avoir le soin de séparer les chevaux morveux, empêcher toute communication avec ceux qui sont sains, et les faire toujours panser avec les mêmes ustensiles et par les mêmes hommes, jusqu'au moment où on doit les faire abattre.

La gourme est une maladie inflammatoire et catarrhale, propre au jeune cheval, comme la petite vérole à l'espèce humaine. On reconnaît la gourme par une humeur plus ou moins abondante qui s'échappe des naseaux, avec tuméfaction ou formation de dépôt sous la ganache ou sur les parotides ; à la fièvre, au mal-aise général, au dégoût, à la difficulté de mâcher et d'avaler les alimens, à la chaleur et à la rougeur de la membrane de la bouche et du nez. Mettre l'animal à l'eau blanche, tiède et même miellée, s'il veut la boire ainsi ; le tenir bien chaudement, frictionner les glandes avec l'onguent basilicum, appliquer des cataplasmes émolliens sur ces parties, afin de faciliter la formation du dépôt, qu'on ouvre ensuite lorsqu'il est en maturité ; tels sont les premiers moyens qu'on doit employer en pareil cas. Si le cheval tousse, si la poitrine est altérée, ce qu'on reconnaît à la fièvre et sur-tout à l'agitation du flanc, il faut appliquer des sétons au poitrail et donner intérieurement des opiats composés avec le miel, le nitre, les poudres de réglisse et d'althéa : l'extrait de genièvre convient aussi en pareil cas. Des lavemens, afin de tenir le ventre libre, et une promenade modérée, terminent ordinairement la cure de cette maladie, à moins, toutefois, qu'elle ne soit rebelle ou compliquée ; c'est alors qu'il est indispensable de remettre le cheval entre les mains d'un vétérinaire.

Le catharre est un rhume qui s'annonce par un écoulement par les deux naseaux d'une humeur blanchâtre *sans odeur,* accompagné souvent de toux. Le passage subit du chaud au froid après un travail forcé produit cette maladie, contre laquelle on doit employer les boissons adoucissantes et tenir l'animal chaudement.

La courbature est le résultat de l'épuisement des forces vitales, un travail excessif la produit ; un flux limpide, sortant par les deux naseaux, la courbure des reins, les flancs cordés, sont les symptômes de cette maladie, pour laquelle on doit de suite avoir recours au vétérinaire.

DE LA BOUCHE.

La bouche est formée par l'espace qui règne entre les deux mâchoires ; des parties qu'elle renferme, les unes servent à prendre et à mâcher les alimens, et les autres servent de point sensible à l'impression du mors ; sous ces rapports, la bouche est d'autant plus importante à examiner, que c'est de la connaissance parfaite des parties dont nous allons parler que dépend l'art d'emboucher le cheval, de le conduire et de juger son âge.

La bouche comprend les lèvres, les barres, la langue, le canal, le palais et les dents.

DES LÈVRES.

Les lèvres sont formées par la réunion des mus-

cles qui les font mouvoir et par la peau qui les recouvre. On les divise en lèvres antérieures et postérieures. Elles forment deux commissures, l'une à
droite et l'autre à gauche ; leur usage essentiel est
de servir à la prise des alimens.

Les lèvres ne doivent être ni trop épaisses, ni trop
minces ; cependant ces défauts se trouvent compen-
sés toutes les fois que les barres sont ou trop ou trop
peu sensibles : ainsi, dans cette circonstance, leur
conformation n'est en quelque sorte que relative ;
néanmoins on désire qu'elles soient plutôt minces
que trop épaisses.

Les lèvres peuvent être ou trop ou trop peu fen-
dues. Dans le premier cas, le mors porte sur les dents
molaires, et donne à l'animal la facilité de s'armer
ou de prendre le mors avec les dents ; alors, on dit
que le cheval boit le mors. Dans le second cas, le
mors porte sur les crochets et ne fait que peu ou
point d'impression sur les barres.

Lorsque les lèvres sont molles, le cheval peut
saisir le mors et les glisser entre ce dernier et les
barres, comme corps intermédiaire : on dit, dans
ce cas, que le cheval s'arme des lèvres.

Les callosités, les durillons, les blessures sur les
commissures des lèvres, sont les suites ordinaires
d'une mauvaise embouchure.

DES BARRES.

Les barres sont comprises depuis la première
dent mollaire jusqu'aux crochets ; elles sont formées
par le bord tranchant du maxillaire postérieur qui,
dans cet endroit, est seulement revêtu de la mem-

brane interne de la bouche ; ainsi, plus cette dernière partie est sensible, plus celles qui lui sont sous-jacentes sont élevées et tranchantes, et plus le mors doit faire d'impression sur les barres.

Les barres ne doivent être ni trop élevées, ni trop basses ; quand elles sont trop hautes et tranchantes, elles sont trop sensibles : si, au contraire, elles sont rondes et basses, le mors ne peut y faire que peu ou même point d'impression.

On appelle bouche égarée, celle en qui les barres sont douées d'un excès de sensibilité, et qui a été gâtée par une mauvaise embouchure ou par l'inhabilité du cavalier ; alors pour éviter l'appui et se soulager, le cheval cherche à s'armer des lèvres, bat à la main et fait mille mouvemens pour se soustraire à l'impression du mors.

Les barres peuvent être endommagées par suite d'une mauvaise embouchure ou par la dureté d'une main ignorante : un écuyer peut remédier à ces accidens, par le moyen d'un mors approprié à leur sensibilité. On peut également mettre un linge autour des canons du mors, et l'imbiber avec du miel délayé dans du vinaigre.

DE LA LANGUE.

La langue a pour usage essentiel de diriger les alimens sous les dents molaires, et de servir à la déglutition. Elle doit être logée aisément dans le canal, de manière à ne paraître ni trop élevée, ni trop basse ; son épaisseur doit être proportionnée, afin qu'elle n'empêche point l'effet du mors sur les barres, ou qu'elle ne les laisse trop à découvert.

3

MALADIES.

Lorsque la langue sort et rentre alternativement dans la bouche, on l'appelle langue serpentine. Si, étant sortie, elle reste immobile, on lui donne le nom de langue pendante. Une déperdition assez abondante de salive, dont la présence est très-nécessaire à la mastication et à la digestion, est toujours la suite de l'un ou de l'autre de ces défauts. La langue peut être endommagée ou même coupée, par suite d'une chute ou par la longe qu'on met inconsidérément dans la bouche, ou par le mors du filet, du bridon, etc.

On donne le nom de glosse-antrax, à une tumeur de nature charbonneuse qui survient à la base de la langue ; l'ulcération et quelquefois la chute de cette partie en sont les résultats. Enlever la tumeur aussitôt qu'on l'aperçoit, cautériser la partie, la lotionner ensuite avec le miel et le vinaigre, observer un régime, sont des moyens généraux qu'on met en usage contre cette maladie.

Au dessous de la langue, près du frein, se rencontrent les ouvertures des canaux salivaires, plus ou moins saillantes ; c'est ce que l'on appelle vulgairement barbes ou barbillons, et ce que des maréchaux ignorants coupent ou arrachent, parce qu'ils prétendent que ces éminences naturelles empêchent le cheval de boire ; erreur grossière qu'il faut combattre et s'opposer à l'opération qui n'a que de fâcheux résultats.

DU PALAIS.

La substance charnue qui recouvre, sous forme

de sillons, la face interne des grands maxillaires, porte le nom de palais. Cette partie ne doit être ni trop charnue, ni trop sensible ; mais bien en rapport avec les autres parties de la bouche.

Dans les jeunes chevaux, au moment de la protrusion des dents, dans les affections inflammatoires, mais sur-tout lorsqu'ils jettent leur gourme, le palais et toutes les autres parties de la bouche s'enflamment, se gonflent de manière à dépasser le niveau des dents incisives : on appelle cette affection fève ou lampas. L'habitude que certains maréchaux ont de brûler cette partie, est une preuve d'ignorance absolue ; car, au lieu de diminuer le mal, ils l'aggravent. S'il est nécessaire de saigner au palais, c'est entre le quatrième et le cinquième sillon qu'on pratique cette opération. En général, il faut tout attendre de la nature, et se persuader que le gonflement du palais n'a lieu que pour fournir les matériaux nécessaires au travail énorme qui se fait dans la bouche, au moment de la dentition.

Le desséchement et le décharnement du palais sont les suites naturelles de la vieillesse.

DE LA DENTITION ET DE LA CONNAISSANCE DE L'AGE.

Les dents sont les parties les plus dures du corps de l'animal, d'une couleur plus ou moins blanche, enchâssées dans les cavités des os maxillaires et destinées à la prise et à la mastication des alimens.

C'est par l'inspection des dents qu'on peut juger de l'âge du cheval.

Les dents, avant d'avoir acquis leur état de dureté, ont été molles et formées comme les os, par un suc muqueux qui a pris de la consistance et qui s'est durci au point de faire corps immédiat avec la membrane qui servait d'enveloppe à la dent.

On remarque trois substances dans la dent : une substance osseuse qui est la plus considérable ; elle se trouve placée par couches, entre les deux autres, et existe essentiellement dans la racine.

L'autre substance est l'éburnée qui forme l'émail qui donne extérieurement la blancheur, le poli et la dureté à la dent.

La troisième est la corticale ; elle se trouve au centre de la dent et forme le point noir appelé gorme de fève.

Les dents sont au nombre de quarante, dans le cheval, et de trente-six dans les jumens ; parce que généralement ces dernières n'ont point de crochets : celles qui en ont sont appelées bréhaignes, par suite d'un préjugé qui a fait long-tems croire que ces jumens étaient stériles.

On divise les dents en incisives, crochets et molaires ou mâchelières ; les premières sont subdivisées en pinces, mitoyennes et coins : chaque mâchoire a deux pinces, deux mitoyennes, deux coins, deux crochets et douze dents molaires, six de chaque côté.

On reconnaît dans les dents une partie libre ou le corps, un collet et une racine. Le corps comprend la table et les côtés ; c'est sur la table que s'opère le frottement des dents l'une contre l'autre, et où existe la cavité qui sert à juger l'âge, au fur et à mesure qu'elle s'efface ou se remplit. Le collet est le point de séparation du corps avec la racine ; il est recouvert par la gencive : on le distingue dans les poulains, aux dents incisives ; dans les dents du cheval , il n'est presque pas apparent.

La racine de la dent est enchâssée dans l'alvéole, terminée en pointe dans les dents incisives , et bifurquée dans les dents molaires ; elle est d'autant plus longue, que l'animal est plus jeune. Cette portion de la dent est percée pour donner passage aux vaisseaux et aux nerfs qui lui apportent la substance nutritive et la sensibilité.

Les dents de lait diffèrent des dents de cheval , en ce qu'elles sont plus petites, plus blanches et plus courtes : les dents de cheval sont plates, jaunâtres, rayées depuis le collet jusqu'à la table.

Les premiers rudimens de la dent existent dans le poulain, avant qu'il ne soit né, et ce n'est qu'au bout de quelques jours après sa naissance, lorsque l'ossification a fait assez de progrès pour percer la membrane qui recouvre les dents, qu'on en voit paraître quatre , deux en haut et deux en bas, appelées les dents de pince : quinze jours ou trois semaines après , il en paraît quatre autres nommées mitoyennes. Les coins ne sont apparens que vers le quatrième mois, et leur hauteur n'est au niveau des autres dents, que vers le cinquième ou le sixième. A quatre mois, le poulain a donc mis toutes ses dents de pinces.

Les règles établies pour juger de l'âge du poulain, jusqu'au moment où ses dents tombent, ne sont pas encore bien positives ; mais voici ce qu'on paraît avoir observé à ce sujet : A un an, les cavités des pinces sont effacées ; à dix-huit mois, celles des mitoyennes, et à deux ans, celles des coins le sont également. Six mois ou un an après cette époque , c'est-à-dire, à deux ans et demi ou trois ans, les pinces tombent et sont remplacées par les dents de cheval. On met toujours six mois d'intervalle pour la chute et le remplacement des dents de lait, parce que les chevaux qui ont été nourris au sec, mettront six mois plutôt que ceux qui ont été nourris au vert.

Ainsi, à deux ans et demi ou trois ans, les quatre pinces tombent, pour être remplacées par d'autres ; à trois ans et demi ou quatre ans, même chose arrive aux mitoyennes, et à quatre ans et demi ou cinq ans, le poulain a mis les coins. C'est ordinairement à cet âge, que les crochets poussent ou ont poussé. (Il y a du reste tant de variétés, que nous croyons devoir n'en pas parler, sous le rapport de la connaissance de l'âge :) Alors, on dit que le cheval a tout mis et qu'il cesse d'être poulain.

Dès l'âge de six ans, jusqu'à dix ou douze, les cavités des dents du cheval se remplissent, suivant le même ordre, que celui dans lequel elles ont tombé dans le poulain. C'est ainsi qu'à six ans les pinces de la mâchoire postérieure sont remplies ; que celles des mitoyennes le sont à sept, et qu'enfin les coins le sont à huit.

On doit observer qu'entre cinq et sept ans, le bord interne des coins n'est point arrivé au niveau du bord externe : cette remarque peut, très-utilement, servir de renseignement, pour la distinction des chevaux bégus.

Passé huit ans, on a recours à la mâchoire antérieure, pour juger de l'âge. C'est à neuf ans que les pinces sont rasées ; à dix ans, les mitoyennes ; à onze, et quelquefois à douze ans, les coins. Après cette époque, il n'est plus possible d'obtenir des renseignemens sur l'âge, qu'en examinant la forme des dents, leurs canelures, leur accroissement hors de l'alvéole, leur direction, leur rondeur, etc.

Depuis l'âge de douze jusqu'à vingt ans, les dents croissent ; et de vingt ans jusqu'à l'extrême vieillesse, elles se raccourcissent et prennent une direction horizontale. L'effacement absolu du germe de fève, ou empreinte de la cavité, celui des canelures ; la rondeur de la dent, sa petitesse et sa couleur jaune, sont des signes évidens de vieillesse.

Malgré la régularité que nous venons d'observer, dans l'effacement des cavités des dents incisives, il est des chevaux, en qui cette cavité même est permanente ; on les appelle bégus. On en reconnaît de trois espèces : la première comprend ceux qui marquent toujours, et à toutes les dents ; ceux de la deuxième marquent toujours aux mitoyennes et aux coins, et ceux de la troisième ne rasent jamais des coins.

Les chevaux bégus, de la première espèce, sont faciles à reconnaître, en ce que, à l'âge de six ans faits, époque où les cavités des dents mitoyennes existent, celles des pinces doivent être plus effacées que celles des mitoyennes, et celles de ces dernières, plus que les coins. D'ailleurs, à six ans, jamais le bord interne des coins n'est à la hauteur du bord externe ; par conséquent, si les cavités des dents sont égales, le cheval est bégu de la première espèce.

Pour reconnaître le cheval bégu de la deuxième espèce, il suffit de se rappeler la forme que doivent avoir les coins, lorsque la cavité des mitoyennes existe.

On distingue le cheval bégu, des coins seulement, aux pinces de la mâchoire antérieure : si les cavités en sont effacées, lorsque 'celles des coins existent, c'est une preuve évidente qu'il est bégu de la troisième espèce.

Dire que le cheval est bégu, ce n'est point assigner l'âge qu'il peut avoir alors ; mais en supposant, d'après ce que nous avons vu, que le cheval soit bégu des pinces, il est probable qu'il doit avoir sept ans ; s'il l'est des mitoyennes, il doit en avoir huit, et enfin, s'il l'est des coins, il doit en avoir neuf, par la raison que les pinces antérieures doivent être rasées. Du reste, la conformation des dents, et sur-tout l'habitude de juger de l'âge, sont au dessus de ce qu'on pourrait dire sur ce sujet.

RÉCAPITULATION DE L'AGE.

Quelques jours après la naissance du poulain, il lui pousse quatre dents, deux en haut et deux en bas ; ce sont les pinces : quinze jours ou trois semaines après, il en pousse quatre autres, dans le même ordre, qu'on appelle mitoyennes ; aux environs du quatrième mois, les coins paraissent : alors le poulain a mis toutes ses dents de lait.

La cavité des pinces s'efface à un an ; celle des mitoyennes, à dix-huit mois, et celle des coins, à deux ans. Six mois ou un an après cette époque, c'est-à-dire, à trente ou trente-six mois, (deux ans et demi ou trois ans), les pinces tombent et sont remplacées par d'autres dents qu'on appelle dents de cheval ; à trois ans et demi ou quatre ans, il en arrive autant aux mitoyennes, et à quatre ans et demi, cinq ans, paraissent les coins. Dans cet intervalle, les crochets poussent : alors, on dit que le cheval a mis toutes ses dents. A l'âge de cinq ans et demi, six ans, les cavités des pinces postérieures s'effacent ; à six ans et demi, sept ans, celles des mitoyennes, et à sept ans et demi, huit ans, celles des coins. Passé cet âge, on a recours à la mâchoire antérieure : à huit ans et demi, neuf ans, les pinces de cette mâchoire sont rasées ; à neuf ans et demi, dix ans, les mitoyennes, et à dix ans et demi, onze ans, et quelquefois même à douze ans, celles des coins.

Après cette époque, on juge de l'âge par la forme, la direction et la rondeur des dents. D'ailleurs, il est rare que, passé douze ans, le cheval ne porte pas, sur ses membres, des marques apparentes d'usure ; et c'est d'après l'importance qu'on y attache, qu'on se détermine à en faire le choix ou à le rejeter.

On reconnaît qu'un cheval tique, lorsque le bord antérieur et externe des dents de pinces est usé en forme de biseau. Ce défaut est d'autant plus désagréable, et même dangereux, que l'animal qui en est atteint perd un tems considérable en mangeant l'avoine ; ce qui le fait maigrir : comme il avale une grande quantité d'air, en tiquant, il est sujet aux coliques.

Les dents sont exposées à la carie ; on la reconnaît à l'odeur infecte qu'exhale l'air expiré : l'extirpation de la partie cariée est le seul moyen qu'on emploie pour en obtenir la guérison.

Il arrive souvent, dans les vieux chevaux, par

suite de l'inégalité des dents molaires, que le fourrage s'amasse entre les dents et la membrane de la bouche ; ce qu'on reconnaît en dehors, à la grosseur qui existe sur la joue : alors, on dit que le cheval fait grenier ou magasin.

DE LA BARBE ET DU MENTON.

L'endroit où appuie la gourmette, à quelques distances de la réunion des branches de l'os maxillaire, s'appelle barbe ; et le menton est la rondeur qui se trouve au bas. L'os, dans cet endroit, peut être plus ou moins tranchant, et la peau, plus ou moins épaisse et sensible. Quand les barres n'ont pas le degré de finesse qu'elles doivent avoir, on peut tirer de bons effets de l'appui de la gourmette.

L'auge est formée par l'écartement des branches de l'os maxillaire, et les bords supérieurs de ces mêmes branches concourent à la formation de la ganache.

DE L'AUGE ET DE LA GANACHE.

L'auge doit être assez large et évasée, pour loger le bord inférieur de l'encolure ; quand elle est serrée et étroite, que l'encolure est renversée, le cheval a encore une tendance plus grande pour porter au vent.

La ganache ne doit être ni chargée, ni volumineuse ; cette défectuosité rend la tête lourde et massive : elle doit être sèche et nette dans toute son étendue, ainsi que l'auge, en sorte qu'on n'y remarque point d'engorgement glanduleux.

DE L'ENCOLURE.

L'encolure s'étend depuis le corps jusqu'à la tête à laquelle elle sert de soutien. C'est de la beauté de l'encolure que l'avant-main tire une partie de sa grâce, et que sa tête prend la position la plus avantageuse pour se présenter à l'appui du mors.

On reconnaît deux extrémités, deux faces et deux bords à l'encolure ; les extrémités repondent au corps et à la tête, et les deux faces sont latérales ; des deux bords, l'un est supérieur et garni de crins, et l'autre inférieur, où on remarque la trachée-artère et les gouttières des jugulaires.

L'encolure, en sortant du garot, doit s'élever, en s'arrondissant progressivement jusqu'à la tête, et présenter à sa partie supérieure une espèce de contour qui s'approche de celui du cou de cygne, alors, on dit que l'encolure est bien rouée.

Si l'encolure, au lieu d'être contournée à son bord supérieur, présente cette conformation à celui qui répond à la trachée-artère, on dit que le cheval a une encolure de cerf, ou une encolure renversée : cette défectuosité, quoiqu'assez ordinaire dans les chevaux de course, dispose l'animal à porter au vent et à s'armer.

Quand l'encolure est comme implantée entre les épaules, le poitrail et le garot, on dit qu'elle est chevillée : cette encolure est sans grâce et sans force. On appelle coup de hache un évidement qui se remarque quelquefois en avant du garot.

L'encolure peut pécher par défaut ou par excès de longueur ; dans le premier cas, elle est chargée de muscles , massive et sans souplesse , elle surcharge-les extrémités antérieures : cette encolure est particulière aux chevaux entiers et à ceux qui ont été coupés étant vieux. Dans le second cas , si l'encolure est grêle et faible , elle ne peut soutenir la tête dans sa position naturelle. Si ce défaut est accompagné de l'excès de longueur du corps, il est encore plus grave , et le cheval est à rejeter pour le service de la selle.

MALADIES.

Le bord supérieur de l'encolure répondant à la crinière , est sujet au roux vieux et à la gale. Les lotions émollientes, pour assouplir la peau , suivies de frictions d'onguent anti-psorique et d'onguent mercuriel conviennent en pareil cas.

Le trombus est une maladie qui provient ordinairement d'une saignée mal faite , de ce qu'elle a été mal fermée , du frottement et de la compression établis à la partie inférieure de l'ouverture du vaisseau ; alors le sang s'épanche dans les mailles du tissu cellulaire qui se trouve entre la jugulaire et la peau , et occasionne une tumeur et une fistule qui entraînent la destruction, et par suite , l'extraction d'une partie de la veine. Cette maladie est très-dangereuse ; car l'animal privé d'une jugulaire , peut tomber en apoplexie à la suite d'une course vive. On s'assure qu'une jugulaire ou une partie seulement a été détruite par l'opération du trombus , toutes les fois qu'en établissant une compression à la partie inférieure, le cours du sang intercepté ne rend pas le vaisseau plus apparent qu'il ne l'était auparavant ; une cicatrice plus ou moins visible en devient un indice certain.

Une autre maladie non moins dangereuse que le trombus, peut affecter l'encolure; c'est le tétanos. Cette maladie nerveuse, qui consiste dans la roideur et la tension excessives des muscles de l'encolure et du resserrement des mâchoires, est presque toujours mortelle.

DU POITRAIL.

Le poitrail, ou partie antérieure de la poitrine, est limité par les pointes des bras et la partie inférieure de l'encolure. Les muscles qui la recouvrent doivent être bien prononcés, et sa largeur, en rapport avec les parties environnantes; mais elle n'est jamais un défaut essentiel : au contraire, elle annonce plus d'étendue dans la poitrine, et par conséquent, plus de jeu pour les poumons. La peau qui recouvre le poitrail doit être exempte de cicatrices; car leur présence est un indice que le cheval a été atteint de quelqu'affection de poitrine ou autre.

Le poitrail peut être trop volumineux ou trop chargé de chair, de même qu'il peut être trop étroit : dans le premier cas, l'animal est lourd et pesant ; et dans le second, il est serré du devant : mais le premier de ces défauts est une beauté, dans un cheval de trait qui doit avoir en force, ce qu'un cheval de selle a en légèreté.

MALADIES.

Une tumeur inflammatoire, qui participe quelquefois d'un caractère gangreneux, peut survenir au poitrail ; on l'appelle avant-cœur. Les scarifications, l'extirpation même, les caustiques et les opiats anti-putrides, administrés intérieurement, sont prescrits dans cette circonstance.

DES ARS ET INTER-ARS.

On donne le nom d'ars au pli de la peau qui sert de jonction aux extrémités antérieures avec le corps, directement à la face interne et supérieure des avant-bras : c'est en cet endroit où cheminent les deux veines céphaliques. L'espace qui règne d'un ars à l'autre, reçoit la dénomination d'inter-ars ; la largeur du sternum en constitue la beauté.

On dit que le cheval est frayé aux ars, lorsque la martingale ou les sangles ont froissé la peau dans cet endroit ; un semblable accident n'est ordinairement d'aucune conséquence.

DU GAROT.

Les apophyses épineuses des quatrième, cinquième et sixième vertèbres dorsales, forment le garot ; il doit être élevé, saillant, bien évidé et exempt de cicatrices dans toute son étendue.

MALADIES.

Le garot peut être trop bas, trop rond et trop chargé de muscles. Alors la selle porte sur cette partie et occasionne ce qu'on appelle le mal de garot. L'eau-de-vie simple et le savon, l'eau-de-vie camphrée, le gazon imbibé de vinaigre et maintenu sur cette partie, par le moyen d'une couverture et d'un surfaix, les lotions de vinaigre et d'extrait de saturne, sont les premiers moyens mis en usage pour en obtenir la résolution ; s'ils sont insuffisans, on a recours à l'onguent chaud résolutif, qui réussit généralement, quand la suppuration n'est pas établie.

DE L'ÉPAULE ET DU BRAS.

Ces deux parties sont formées par le scapulum et l'humérus : l'articulation de ces deux os, forme la pointe de l'épaule.

L'épaule doit être légèrement aplatie, large et libre dans ses mouvemens ; lorsqu'elle est chargée de muscles et volumineuse, l'animal est lourd et pesant ; si ce défaut est accompagné de la grosseur du poitrail, les extrémités antérieures n'en seront que plutôt ruinées. Une conformation opposée constitue les épaules plates et décharnées : la faiblesse et le défaut d'action en sont les résultats ordinaires.

Le bras est beau lorsqu'il est proportionné par son volume à la largeur de l'épaule : mais du développement des muscles qui le recouvrent, et de sa longueur, dépendent la facilité et la rapidité des mouvemens ; d'après ce principe, on doit le désirer plutôt un peu plus long que trop court.

Lorsque l'épaule est fixée au thorax, sans beaucoup de facilité pour se mouvoir, on dit que le cheval a les épaules chevillées ; si le peu d'étendue des mouvemens provient du défaut d'exercice, le cheval a les épaules froides : le travail en cercle peut remédier assez souvent à ce dernier vice de conformation.

MALADIES.

L'écart et l'entr'ouverture consistent dans un écartement de l'épaule d'avec le thorax, d'où suivent un effort et une distension violente dans les muscles qui fixent l'épaule sur les côtes. L'entr'ouverture est suivie d'un déchirement de ces mêmes parties. D'après la définition de ces deux maladies , il est facile de voir qu'elles ne peuvent exister sans qu'il y ait douleur ou engorgement ; mais sur-tout beaucoup de difficulté dans la marche. Pour une maladie de l'é-paule, il y en a cent du pied ; et dans la majeure partie des circonstances , on se méprend sur le ca-ractère distinctif de cette affection qui s'annonce par le transport de l'extrémité en dehors : ce qu'on exprime en disant que l'animal *fauche;* ce symptô-me est propre à plusieurs maladies, et on peut sou-tenir que l'écart récent ne peut avoir lieu sans qu'il y ait engorgement et sensibilité dans les parties af-fectées.

Les frictions spiritueuses, telles que l'eau-de-vie camphrée, l'essence de thérébentine et le feu , en dernier lieu, sont indiqués pour le traitement de l'écart.

DE L'AVANT-BRAS ET DU COUDE.

L'avant-bras et le coude sont formés par le cubitus et l'apophyse olécrane.

L'avant-bras doit être large et les muscles qui le re-couvrent bien prononcés ; la partie inférieure où ils deviennent tendineux, doit être apparente ; alors on dit, mais improprement, que l'avant-bras est *nerveux* pour *musculeux.* Quand les muscles de l'avant-bras sont grêles , qu'il est étroit, c'est un signe de faiblesse d'autant plus grand , que cet état se trouve compliqué de son excès de longueur. Cependant, quand cette longueur est proportionnée à la force, elle devient une beauté : on la regarde même comme un indice certain de la promptitude et de la vitesse dans les allures, au trot particulièrement : dans ce cas, le canon est

court et le genou près de terre ; c'est un des caractères du chien lévrier.

Quand l'avant-bras est court et le canon long, le
cheval relève beaucoup en marchant, perd ainsi du
tems dans la progression et se fatigue davantage.
L'espèce de chevaux ainsi conformés, est préférée
pour le manège, sans doute parce qu'ils ont les mouvemens plus beaux.

Le coude doit être dans la direction du grasset,
de manière à ce qu'il ne sorte ni en dedans ni en dehors de la ligne qui vient d'être assignée. Si le coude
se trouve trop rapproché du thorax, l'extrémité est
tournée en dehors, les pinces éloignées et les talons
rapprochés; alors le cheval est panard : ce manque
d'aplomb est une cause de faiblesse et de ruine des
parties sur lesquelles le cheval prend son appui, (le
quartier externe et les talons.)

Si le coude est dirigé en dehors, le cheval est cagneux ; l'appui se fait en dedans et occasionne les
mêmes accidens que ceux dont nous venons de parler. Une ferrure méthodique peut, jusqu'à un certain
point, parer à cette imperfection et aux blessures
que l'animal se fait en marchant.

MALADIES.

On donne le nom d'éponge à une tumeur qui vient
au coude, à la suite de la pression et du frottement
de l'éponge du fer sur cette partie : les frictions résolutives et mercurielles conviennent pour la cure
de cette affection; mais il faut observer que la résolution ne peut avoir lieu que quand la maladie est
récente.

4

DE LA CHATAIGNE.

Une excroissance de nature cornée, située à la face interne et moyenne de l'avant-bras, porte le nom de chataigne. Son usage est inconnu.

La chataigne est grosse dans les chevaux communs, sèche et petite dans ceux de race : on la coupe au lieu de l'arracher.

DU GENOU.

Le genou est formé par les extrémités du cubitus, du canon, et par les sept os du carpe. La belle conformation exige qu'il soit large, afin d'augmenter la surface de contact, et donner par ce moyen plus d'étendue et de fermeté aux mouvemens. La peau qui recouvre le genou doit être souple et exempte de cicatrices, de tuméfactions et de tumeurs.

Lorsque le genou est trop petit, il est faible, et ne peut partager ni l'appui ni les réactions. Il peut pécher par une direction mauvaise, soit en avant soit en arrière, en dedans ou en dehors. Quand il est en avant, on dit que le cheval est brassicourt, si surtout ce défaut vient de conformation ; s'il est le produit de l'usure, l'animal est arqué ; l'une et l'autre de ces imperfections sont toujours à rejeter, car elles annoncent la faiblesse et la tendance que le cheval peut avoir à tomber, et à se couronner. Si le genou est porté en arrière, il est effacé : cette conformation n'est dangereuse qu'autant qu'elle est portée à l'excès, et suivie du manque d'aplomb de l'extrémité. Le genou dirigé en dedans constitue les genoux de bœufs et le cheval panard ; si, au contraire, il est porté en dehors, le cheval est cagneux : les accidens qui en résultent, sont les mêmes que ceux dont nous avons parlé à l'article du coude.

MALADIES.

L'engorgement du genou, suite d'une chute ou de fatigue, de coups, de frottement, etc. ; les tumeurs osseuses dont le danger est d'autant plus grand qu'elles sont plus près des tendons et du centre de l'articulation, s'observent fréquemment sur cette partie, elles portent le nom d'*osselets*. Les frictions spiritueuses, les cataplasmes résolutifs, et le feu, en dernier lieu, sont les moyens qu'on doit employer en pareil cas, et qui conviennent pour tous les accidens d'une nature semblable.

On observe par fois au pli du genou, une espèce de crevasse, d'où suinte une humeur qui détruit en partie le poil : on lui donne le nom de malandre. Que cette affection soit locale ou occasionnée par le défaut de propreté, les lotions émollientes suffisent presque toujours pour en obtenir la guérison : cependant si elle dépend d'un vice interne, il faut recourir aux moyens dépuratifs.

DU CANON.

Le canon est situé entre le genou et le boulet : il est formé par l'os qui porte ce nom et par les deux péronés. Il doit être uni et égal dans toute son étendue ; sa longueur et sa grosseur doivent être proportionnées ; lorsque le canon est mince, il est faible, à moins, comme nous le dirons, que le tendon, par sa force, ne répare ce défaut.

MALADIES.

Le canon est sujet aux exostoses, qu'on appelle suros; s'ils existent d'un côté seulement, ils sont simples; s'ils se trouvent des deux côtés, on les nomme suros chevillés; la réunion de plusieurs suros, placés à côté les uns des autres, se nomme *fusée* : le feu seul peut en arrêter les progrès.

DU TENDON.

Le tendon est une portion des deux muscles fléchisseurs du pied, qui règne le long de la partie postérieure du canon; il doit être large, détaché et assez éloigné du canon : c'est de sa force et de son écartement que dépend celle de ces deux parties. La peau qui recouvre le tendon doit être sèche, unie et dégarnie de ces grands poils qu'on observe dans les chevaux peu distingués; il ne doit y en avoir qu'un bouquet, à sa partie postérieure, qu'on appelle le fanon.

Si le tendon est petit et rapproché du canon, il est failli; s'il fait corps avec l'os, il constitue la jambe de veau. Ces défauts dépendent toujours de la faiblesse des muscles et du peu d'élévation des éminences osseuses : aussi les résultats en sont toujours préjudiciables pour le service.

MALADIES.

La nerf-férure, qui n'est autre chose qu'une blessure sur le tendon, quelle que soit la cause qui l'ait produite; l'effort des gaines tendineuses, l'engorgement et le javart tendineux, sont les affections ordinaires qui surviennent au tendon. Les moyens résolutifs dont nous avons parlé , doivent être employés pour les premières de ces affections ; les cataplasmes et les bains émolliens, pour le traitement du javart tendineux. Cette dernière maladie est toujours très-douloureuse et longue à guérir ; car dans la majeure partie des circonstances , elle entraîne avec elle la chute ou l'exfoliation d'une portion du tendon lui-même.

DU BOULET.

Le boulet est formé par la partie inférieure du canon , la partie supérieure du paturon et les os sésamoïdes. Cette articulation est une des plus faibles et des plus exposées au tiraillement et à la fatigue ; ce qui est cause qu'en général elle est plutôt ruinée : sous ce rapport, sa solidité et sa conformation doivent être d'une importance majeure. Elles consistent l'une et l'autre dans la largeur, la position et la direction du boulet, qui doivent être telles qu'une ligne tombant de la pointe du bras , à terre, en touchant la pince , doit laisser le boulet deux ou trois doigts en arrière de la couronne ; si , au contraire, il est perpendiculaire au genou et au canon , le cheval est droit sur ses membres. Cette direction , qui met l'extrémité hors de son point de force , dénote que le cheval est ruiné. Quand le boulet dépasse cette ligne , en avant, le cheval est bouté ou bouleté et incapable de rendre le moindre service pour la selle. Si le boulet est dirigé en dedans ou en dehors , il constitue le cheval panard ou cagneux , et les résultats attachés à cette conformation, sont les mêmes que ceux qui proviennent du coude et du genou

MALADIES.

Les molettes simples et chevillées se reconnaissent à la proéminence que l'on observe sur un ou sur les deux côtés du boulet; ces tumeurs sont produites par le relàchement ou la distension des gaines tendineuses. Si les frictions d'eau-de-vie camphrée sont insuffisantes, alors le feu doit être mis en usage, pour en arrêter les progrès : ce moyen (le feu) convient également pour les osselets qu'on observe sur cette partie.

L'effort de boulet se distingue à la difficulté que l'animal éprouve à marcher et à s'appuyer ; à la douleur, à la chaleur et à l'engorgement : l'eau-de-vie camphrée, l'eau saturée de sel de saturne appliquée en compresse, les bains froids aiguisés par le sel ammoniac et le vinaigre ; l'extrait de saturne, l'alkali volatil, sont souverains pour en obtenir la cure, lorsque l'effort est récent. S'il y a inflammation, si la maladie est ancienne, il faut recourir aux émolliens, cataplasmes, bains, lotions, fomentations, etc. ; quand la maladie est ramenée à son état primitif, on se sert des moyens que nous avons prescrits plus haut, et s'ils sont insuffisans, il faut appliquer le feu. Le déplacement des os du boulet est presque toujours incurable, parce qu'il est suivi du déchirement des ligamens suspenseurs ; on se sert, en pareil cas, d'un bandage pour contenir les os remis en position, et on lotionne la partie malade avec les résolutifs.

DU PATURON.

Le paturon est situé entre le boulet et la couronne :

le premier phalangien en forme la base. Il doit être
en rapport, par sa forme et sa longueur, avec les
autres parties de l'extrémité. La peau qui le recouvre
doit être sèche, exempte de callosités et d'engorgement : les tendons extenseurs doivent même y être
apparens.

Le trop ou le défaut de longueur du paturon rend
le cheval long-jointé, dans le premier cas ; et court-
jointé, dans le second. Le cheval long-jointé a les
réactions douces ; mais il est faible (on le nomme
aussi bas-jointé) : au contraire, celui qui est court-
jointé a plus de force et de solidité, et plus de dureté dans les mouvemens. Comme le boulet, le paturon est sujet aux fractures, aux luxations, à l'effort
et aux exostoses, parmi lesquelles on distingue la
forme qui survient sur un point quelconque de son
étendue.

MALADIES.

Une autre maladie, d'un caractère différent de
celles dont nous venons de parler, porte le nom
d'eaux aux jambes ; elle s'annonce par un état inflammatoire et douloureux, compliqué de l'engorgement d'une ou de plusieurs extrémités, d'où résulte
un suintement de matière fétide, d'une nature âcre
et corrosive, qui détruit et ulcère tout le corps de
la peau, en se propageant souvent jusqu'aux genoux et aux jarrets ; détériore inférieurement le sabot, se complique de javarts, de fics, de poireaux,
et met quelquefois l'extrémité hors de tout service.
L'habitude de mener les chevaux à l'eau, le séjour
trop long-tems prolongé sur le fumier, l'âcreté des
boues des grandes villes sont autant de causes qui

compliquent ou qui font développer les eaux. Mais nous devons observer qu'elles sont infiniment plus fréquentes parmi les chevaux communs , où elles sont en quelque sorte innées , que dans les chevaux fins.

La cure de cette maladie est souvent incertaine , et si elle réussit, c'est particulièrement quand elle est récente ; dans ce cas , le régime absolu , la saignée, s'il y a fièvre générale et inflammation des parties malades, les bains , les cataplasmes émolliens et les sétons au plat des fesses sont les moyens généraux qu'on emploie en pareil cas. Quelques préparations mercurielles ou antimoniales données intérieurement, secondent ce premier traitement. Quand les eaux aux jambes sont occasionnées par une cause locale ; que les progrès en sont rapides et dangereux , il faut se servir d'eau fortement saturée d'acide sulphurique, d'eau et de sel de saturne , ou d'une dissolution d'oxide de cuivre (vert de gris) , dans l'eau ou le vinaigre , et lotionner les parties malades le plus fréquemment qu'il est possible. Ce traitement répercussif par lui-même , doit être précédé par l'application des sétons, et on le termine par un purgatif. (*)

DE LA COURONNE.

La couronne est formée par le deuxième phalangien ; elle est, pour ainsi dire , unie avec le sabot auquel elle présente une espèce de bourrelet qui sert de moyen régénérateur et d'accroissement à la corne. La couronne doit suivre la rondeur du pied ; la peau

---

(*) Voyez Essai sur les eaux aux jambes, par MM. Chabert et Huzard. A Paris , chez l'Auteur, rue de l'Éperon.

qui la recouvre doit être intacte et les poils unis ; lorsqu'ils sont hérissés et la peau humide, la corne est
presque toujours de mauvaise nature et crevassée.

MALADIES.

L'effort, la luxation, la fracture et les atteintes
sont des maladies communes à la couronne, comme
aux autres parties de l'extrémité, et le danger qu'elles
entraînent n'est pas moins à craindre.

On donne le nom d'atteinte à toute sorte de contusion qui se remarque sur la couronne : l'atteinte
peut être simple, sourde et encornée ; la première
n'entraîne jamais aucune suite fâcheuse : la deuxième est d'autant plus à craindre, que le coup qui la
produit peut avoir attaqué et meurtri les tissus ; ce
qui occasionne la douleur, la claudication, le gonflement et la suppuration : la troisième enfin est celle
qui a son siège à la corne, soit aux talous, soit sur
les quartiers.

On dit que le pus soufflc au poil, lorsqu'il vient
sortir à la couronne : les clous de rues, les piqûres,
les enclouures en sont les causes ordinaires ; l'opération de ces différens accidens peut seule en arrêter
les progrès et guérir la maladie. On traite les atteintes,
dans le principe, avec les spiritueux ; et s'il y a inflammation, on se sert des émolliens et des suppu-
ratifs ; si elles étaient compliquées de la carie du
cartilage, il y aurait javart ; ce qu'on reconnaîtrait
au boursoufflement de la couronne, et sur-tout à une
fistule qui communique avec le foyer principal, (le
cartilage), l'opération du javart est indispensable
pour guérir la maladie.

DU PIED.

Le pied est la dernière partie de l'extrémité qui porte sur le sol et dont la base est formée par le dernier phalangien et l'os naviculaire.

La portion de corne qui recouvre le pied, sert à garantir les parties sensibles du choc des corps contre lesquels il frappe continuellement. L'étendue de la corne porte le nom de *sabot;* on le divise en *paroi, sole* et *fourchette.* Le paroi est la partie sur laquelle le fer est attaché ; elle se divise en *pince,* ou partie antérieure, *talons,* ou partie postérieure, *mamelles, quartiers internes* et *quartiers externes :* les mamelles sont entre les quartiers et la paroi.

La face inférieure du sabot comprend la *sole* et la *fourchette.* La sole est fixée à la paroi dans toute sa circonférence, et reçoit dans son milieu la fourchette : cette portion de corne, plus molle que la sole et la paroi, se bifurque à sa partie postérieure pour concourir à la formation des talons.

C'est de la bonté et de la nature particulière du sabot, que dépendent les services que l'animal peut rendre ; sous ce rapport, l'examen en devient donc d'une haute importance, en raison de sa conformation et des nombreuses maladies dont il est susceptible d'être atteint.

Les pieds doivent toujours être, soit pour le volume, soit pour la direction, en rapport avec les autres parties de l'extrémité ; la corne doit être de bonne nature, bien unie, ne présenter ni excès de dureté, ni de mollesse ; la sole assez creuse pour loger la fourchette dans son milieu : le tissu de cette dernière ne doit pas être trop mou.

Trop de volume dans les pieds annonce que le cheval est commun, susceptible de buter et de se déferrer souvent, la corne étant d'ailleurs toujours, ou molle ou cassante. Cette forme des pieds est souvent accompagnée de la proéminence de la sole qui est trop bombée ; alors elle constitue les pieds plats ; et les pieds combles, si elle dépasse le niveau de la paroi. Un fer *couvert* convient, dans le premier cas, et il doit être plus *entolé*, dans le second.

Le défaut opposé à celui dont nous venons de parler, c'est-à-dire, le trop de petitesse de l'ongle, est toujours suivi de la dureté et de la sécheresse : accidens qui occasionnent la compression des parties sensibles, la douleur, par conséquent, et la difficulté de marcher.

L'éclat et la disparition de la corne, dans toute l'étendue du sabot, est presque toujours une suite de sa nature cassante ; alors, on dit que le pied est dérobé. Il faut noter que cet accident peut arriver aux bons pieds comme aux mauvais ; il suffit pour cela que le cheval marche quelque tems pieds nus, (déferré.) Les pieds antérieurs sont plus sujets à être dérobés, que les pieds postérieurs, par la raison que la corne est plus cassante, et que, joint à cela, les pieds postérieurs sont presque toujours dans l'humidité. Un fer ordinaire, en qui les étampures sont disséminées sur les points où on peut brocher des clous, est celui qui convient en pareil cas.

Si le pied, depuis les quartiers jusqu'aux talons, est resserré, on dit qu'il est encastelé ; ce défaut, très-grave, peut être naturel et occasionné par la sécheresse de l'ongle et sa conformation : ou il peut provenir des suites de la mauvaise ferrure, sur-tout lorsqu'en la pratiquant on a détruit les *arcs-boutans*, c'est-à-dire, la portion de corne intermédiaire (près des talons) entre la sole et la fourchette. Quand le resserrement de la corne n'a lieu qu'aux talons seulement, on dit que le cheval a les talons serrés : certaines espèces de chevaux, tels que les espagnols et les limousins, sont sujets à ces défectuosités : ces vices de conformation du pied, caractérisés non-seulement par le resserrement, mais encore par la hauteur des quartiers, entraînent les inconvéniens les plus graves, et nuisent au service que peut rendre l'animal ; l'ongle compact et trop étroit comprime le vif et fait boiter le cheval. Une ferrure convenable peut le soulager ; mais elle ne rétablit jamais le pied dans son intégrité parfaite. Cette ferrure consiste à parer bien à plat, à ne point abattre les talons, ni les arcs-boutans, et à employer un fer léger, court et un peu aplati en éponge. Tous les corps gras conviennent, en général, pour les pieds en qui la corne est sèche et cassante ; mais on donne la préférence à l'onguent de pied, qui est un composé de parties égales de thérébentine, de cire jaune, d'huile d'olives et d'axonge.

On appelle quartiers faibles, ceux en qui la corne est peu épaisse, et qui, pour l'ordinaire, ne peuvent que difficilement supporter le poids qui pèse sur eux, ni permettre qu'on y broche des clous ; alors ils se dévient, rentrent et constituent ce qu'on nomme quartiers renversés : la déviation du pied et la perte des aplombs en sont les résultats.

Le cheval est rampin, quand la pince est droite,

au lieu d'être inclinée ; l'appui se fait sur cette partie, et il en résulte un tiraillement et une rétraction dans les tendons fléchisseurs, qui gênent beaucoup l'animal et le rendent impropre au service de
la guerre. Cette conformation du pied indique la nécessité de ménager, de conserver la pince, et de
rejeter l'appui en talons. Lorsqu'ils sont hauts,
ils doivent être abattus et parés à fond ; le fer convenable, dans cette circonstance, doit être court,
mince aux éponges, avoir la pince prolongée, re-
levée, quelquefois même terminée en pointe.

On reconnaît encore plusieurs sortes de pieds,
tels que les pieds étroits, les pieds cerclés, les pieds
creux et à talons hauts, à talons bas, à talons faibles ; les pieds à fourchette grasse, à fourchette
maigre ; les pieds mous et gras ; les pieds panards,
les pieds cagneux, les pieds de travers et les pieds
bots.

1.º *Le pied étroit* est celui qui est déprimé sur le
côté de la muraille, et qui se prolonge en devant.
Si cette difformité est portée à un certain degré, le
pied est dit prolongé : assez souvent le pied étroit
a les talons serrés ; il est sujet aux seimes, à devenir rampin, et même à donner lieu à de faux quartiers.

La ferrure peut retarder cette défectuosité et même
arrêter la direction vicieuse de l'ongle. Le but de
cette ferrure doit être de gêner, de diminuer l'accroissement de la pince, de donner de la liberté aux
quartiers et d'en favoriser la nourriture. On parvient
à ce but, en employant un fer qui garnisse autant
que possible, sur les quartiers ; lequel fer doit être

court en pince, et porter en cet endroit un pinçon qui s'incruste dans la corne.

2.° *Le pied cerclé* est celui dans lequel on remarque plusieurs cercles transversaux plus ou moins nombreux, sur l'étendue de la paroi. Ces anneaux sont d'autant plus pernicieux qu'ils sont plus profonds, émanent constamment du biseau, forment autant d'*avalures* qui descendent peu à peu et disparaissent au bord inférieur de la paroi. Ils font quelquefois boiter le cheval, sur-tout lorsqu'ils sont nombreux, très-rapprochés, et que le pied est, en outre, étroit et long. La fourbure est une des causes ordinaires qui les produit. Quand ils sont petits, peu nombreux, et qu'ils descendent sans se reproduire, on doit favoriser cette direction de l'ongle, par tous les moyens qui peuvent en obtenir la souplesse. Il convient aussi d'employer une ferrure légère, qui mette le cheval bien à son aise et qui soit souvent renouvelée. Lorsque les cercles proviennent d'une altération intérieure et persistante, ils se reproduisent continuellement et deviennent incurables.

3.° *Les pieds creux et à talons hauts* sont assez ordinaires dans l'encastelure. Cette difformité réside dans le dessous du pied, dont la sole trop enfoncée a formé une cavité profonde, et dont les talons sont beaucoup plus hauts qu'ils ne doivent l'être. Le pied creux n'est pernicieux qu'autant que les talons sont serrés, compriment le vif et font boiter le cheval.

L'animal qui a les pieds ainsi conformés, est sujet à devenir rampin, à avoir la fourchette échauffée et à être atteint du crapaud. Une ferrure convenablement employée évite ordinairement ces accidens.

Elle consiste à abattre les quartiers et les talons, autant qu'il est possible : on applique ensuite le fer à branches raccourcies, et même à *éponges tron-quées*, qui garnisse en pince et rejette l'appui en arrière.

4.° *Les pieds à talons bas* rendent le cheval sujet à forger et à s'atteindre. Cette conformation est d'autant plus préjudiciable qu'elle est portée à un degré plus élevé et qu'elle est accompagnée d'une fourchette maigre ; dans ce dernier cas, les talons étant faibles appuient sur le sol et sont sujets à être foulés. Pour remédier à cet accident, il faut employer une ferrure qui garantisse les talons et les mette à l'abri des foulées. Un fer demi-couvert est le plus propre et même le seul capable de remplir ce but.

5.° *Les pieds en qui les talons sont faibles, trop flexibles et trop petits*, se remarquent le plus souvent lorsque la fourchette est grasse. Pour parer à une telle défectuosité, il faut employer une ferrure qui soulage les talons ; sans quoi l'animal devient boiteux, a les talons foulés, quelquefois même il est atteint de la fourbure. Lorsque la fourchette le permet, on établit un point d'appui sur cette partie, et l'on emploie un fer léger, à branches raccourcies et à planche.

6.° *On désigne sous le nom de pied à fourchette grasse*, celui en qui cette dernière est plus grosse, plus molle et plus flexible que dans l'état naturel. Cette difformité, ordinaire dans les pieds mous, évasés, plats, combles, et même dans ceux où les talons sont bas, peut faire craindre plusieurs affections ; sur-tout si l'animal travaille ou habite dans des endroits humides. Elle peut donner lieu à la fourchette échauffée, pourrie, et même au crapaud. La ferrure, quelle que bien pratiquée qu'elle soit, n'est pas dans le cas de parer les suites d'une fourchette grasse : les soins de propreté et l'application des substances dessiccatives, telles que le vinaigre ou l'acétate de plomb liquide, (l'égyptiac) sont les seuls moyens capables de remplir ce but.

7.° *Le pied à fourchette maigre* est opposé au précédent, et il se remarque dans l'encastelure, le pied serré, et dans celui où la fourchette n'a pas la grandeur requise. Une telle défectuosité donne lieu à plusieurs accidens d'autant plus graves, qu'elle indique un pied appauvri, et que ses effets ne peuvent être modérés que par une bonne ferrure.

8.° *On comprend sous le nom de pied mou et gras,* celui dont la corne n'a pas la dureté requise, est souple, trop humectée et rend la partie sensible peu propre à aller sur des terrains durs et caillouteux. Quand les pieds mous sont en même tems faibles, ils sont exposés à être serrés, piqués, et ils sont très-sujets aux *bleimes* et aux *oignons.* Ces pieds, qui sont assez souvent *larges, plats* ou *combles,* exigent une ferrure légère et des clous à lame délicate.

9.° *Le pied faible* est occasionné par le peu d'épaisseur, de dureté, et par un état de mollesse de la corne. Ce pied est toujours sensible, très-exposé à être serré, piqué, encloué, et ne peut résister long-tems sur des terrains pierreux. La ferrure qui lui convient, est la même que celle du pied précédent.

10.° *Le pied panard* est caractérisé par une direction vicieuse, dans laquelle la pince est tournée en dehors ; et dont la cause dépend, comme nous l'avons dit, soit du coude, soit du genou ou du boulet. Pour parer à cet inconvénient, on doit avoir grand soin, en ferrant, de ménager le quartier interne qui, lorsque le pied est levé, paraît toujours plus haut que l'externe, et en impose ainsi aux personnes peu exercées. Un fer ordinaire convient, dans cette circonstance ; mais l'éponge interne doit être plus courte que l'externe.

11.° *Le pied cagneux* est occasionné par un défaut de conformation, opposé au pied panard ; par conséquent, il est dirigé en dedans, et l'appui se fait sur le quartier externe. Ces deux sortes de pieds sont exposés aux atteintes, au javart, aux avalures, et aux seimes. Pour éviter que le cheval cagneux ne se coupe ou s'entre-taille, il faut appliquer une ferrure particulière qui consiste à ménager le quartier externe qui use plus que l'interne, et à donner de l'ajusture à la mamelle interne.

12.° *Le pied de travers* est produit par une inclinaison trop forte dans l'un des quartiers. Cette défectuosité, qui préjudicie toujours, suivant ses degrés, sur la valeur de l'animal, se remarque fréquemment dans les poulains exercés trop tôt, et provient le plus souvent des défauts de ferrure. Elle peut aussi être déterminée par la nature du sol. Cet état vicieux peut se corriger et même disparaître, par le moyen d'une bonne ferrure, sur-tout si l'animal est jeune.

13.° *Le pied bot* est celui qui, ayant peu d'étendue, peu d'inclinaison, mais plus ou moins de hauteur, suit, avec le paturon et la couronne, une direction presque droite, ne dépasse pas du tout, ou très-peu, ces régions, et forme avec elles un corps cylindroïde. Cette défectuosité dépend de l'altération du pied lui-même, ou de celle de la rétraction des tendons fléchisseurs. Un pied ainsi conformé, rend toujours le cheval boiteux et impropre au service de la selle. (*)

MALADIES.

Les maladies du pied peuvent être considérées sous le rapport des parties qu'elles affectent : dans la paroi, nous reconnaissons la *soie*, ou division de l'ongle à sa partie antérieure ; les *seimes*, pareilles affections qui viennent aux quartiers, et que l'on nomme *seimes quartes*. Ce genre de maladie est d'autant plus grave que la division de la corne pénètre jusqu'à la partie sensible : l'opération seule peut en faire espérer la guérison, et elle devient indispensable, quand la division part de la naissance de la corne. Ces maladies peuvent se terminer par *avalure*, c'est-à-dire, disparaître par le moyen de la ferrure.

L'*étonnement de sabot* est une affection dangereuse, produite par une forte contusion, d'où suit un ébranlement général de toutes les parties sensibles du pied, des feuillets particulièrement. La désunion de l'ongle avec la couronne, quelquefois même de l'os du pied, sa chute, en sont le résultat. Une

---

(*) Voyez, pour de plus longs détails, le Traité du pied, par M. Girard, directeur de l'école vétérinaire d'Alfort.

douleur excessive, la chaleur du sabot, la grande difficulté de marcher caractérisent cette maladie. Déferrer le cheval, parer le pied à fonds, raper la paroi,
faire une saignée copieuse en pince, et même la réi-
térer, baigner le pied dans une eau fortement chargée d'une dissolution de sel ammoniac, de vinaigre,
et appliquer ensuite des cataplasmes de suie de cheminée délayée dans le vinaigre, sont les moyens généraux qu'on doit employer jusqu'à ce que l'inflammation soit développée ; ensuite on se sert de bains
et de cataplasmes émolliens, pour terminer la cure.

Dans la piqûre, l'enclouure et le pied serré, on
déferre, on pare, jusqu'à ce qu'on ait trouvé le mal ;
on amincit la sole sur les bords de la piqûre, afin
d'éviter la compression, et on panse avec les étoupes
imbibées d'essence de thérébentine ou d'eau-de-vie.
S'il y a inflammation, douleur et chaleur, on fait
prendre des bains et on applique des cataplasmes
émolliens. Le défaut de parer le pied, près de l'enclouure, donne quelquefois naissance à une produc-
tion charnue, connue sous le nom de cerise : pour
en obtenir la disparition, il faut bien amincir la
corne sur les bords du mal, couper la cerise et remplir l'endroit avec un plumasseau d'étoupes, chargé
d'oxide de cuivre, et établir une forte compression.
Ce dernier moyen seul suffit presque toujours.

La *fourbure* est une inflammation du tissu vascu-
laire du pied ; elle peut attaquer un pied seul, ou
les attaquer tous à la fois : les pieds de devant y sont
plus exposés que ceux de derrière ; dans ce cas,
ceux de derrière se rapprochent du centre de gravité,
afin de venir à leur secours et de diminuer la dou-

leur et le poids que supportent les pieds antérieurs.
Par la même raison, ceux de devant se rapprochent
du centre, quand la fourbure a son siège aux pieds
de derrière. La chaleur des pieds , le battement des
artères latérales du canon, la difficulté avec laquelle
l'animal pose les pieds sur le sol, caractérisent cette
maladie. Les causes qui peuvent occasionner la fourbure sont, les courses forcées, un arrêt de transpiration, une nourriture trop succulente, etc. Vider
les intestins par les lavemens, mettre l'animal au régime absolu, pratiquer la saignée à la jugulaire, le
conduire à l'eau, pendant une heure chaque fois,
lotionner les jambes avec le vinaigre, et appliquer
des cataplasmes avec la suie de cheminée et le vinaigre sur les pieds malades, sont les premiers moyens
qu'on doit mettre en usage. Après les avoir conti-
nués pendant quelques jours, il doit y avoir un mieux
marqué, ou on a lieu de craindre les ravages que la
fourbure peut occasionner, tels que le croissant, la
fourmillière, la désunion du sabot avec l'os du pied,
toutes maladies qui rendent le cheval impropre à la
selle. On reconnaît que la fourbure a existé par la
présence des cercles qui s'observent sur l'étendue
de la paroi.

Les maladies de la sole sont, l'*oignon*, la *sole
battue*, la *sole chauffée* et brûlée, le *clou de rue* et
les *bleimes*.

L'*oignon* est une élévation de l'os du pied, sur un
point ou sur une étendue de la sole, pour lequel il
faut appliquer un fer couvert.

La *sole chauffée* et la *sole brûlée* ne diffèrent l'une
de l'autre, que par le degré de chaleur du fer qui

a porté trop long-tems sur cette partie ; s'il y a désunion, il faut enlever la portion de sole séparée,
et panser avec les étoupes imbibées d'essence de
thérébentine : si, au contraire, il n'y a que douleur
et chaleur, les bains et les cataplasmes émolliens
suffisent.

La *sole battue* est celle qui a porté sur le sol, d'où
elle a reçu plusieurs chocs : un fer mal ajusté peut
occasionner cette maladie. Déferrer et parer le pied,
de manière à s'assurer s'il y a suppuration ; faire
prendre des bains et appliquer des cataplasmes émolliens, sont les premiers moyens qu'on doit mettre
en usage. S'il arrive que la sole soit désunie dans
toute son étendue, ou sur un point de sa surface,
il faut l'enlever et panser ensuite avec les étoupes
trempées d'essence ou de teinture d'aloès, et recouvrir le pied avec une plaque qu'on met sous le fer ;
on peut maintenir les étoupes par le moyen d'éclisses.

On donne le nom de *chicot*, de *clou de rue*, à
tout corps pointu ou tranchant, soit en fer, soit en
bois, qui a pénétré dans la sole, de manière à of-
fenser les parties sensibles. Le danger en devient
d'autant plus grand, que le corps a pénétré plus
profondément et près de l'articulation qu'il aura pu
endommager : s'il y a quelque tems que l'accident
est arrivé, on doit s'attendre que l'inflammation et
la suppuration auront produit les plus grands ravages dans toute l'étendue du pied, aux cartilages
particulièrement, d'où suit le javart encorné.

Le clou de rue, opéré dans le principe, est rarement suivi d'accidens, à moins qu'il ne soit péné-
trant, voici en quoi consiste l'opération : il faut déferrer le cheval, parer le pied uniformément, et

amincir le plus possible les parties voisines du mal ; pénétrer jusqu'au fond où le clou est entré, recouvrir la partie avec un plumasseau imbibé d'essence de thérébentine ou d'eau-de-vie, le maintenir avec une plaque en fer ou des éclisses, et laisser ainsi l'appareil pendant trois ou quatre jours, au bout desquels on le lève, afin de s'assurer si la maladie tend à sa guérison : ce qu'on reconnaît à la diminution de la douleur, au défaut de suppuration ou à sa bonne nature, si elle est établie. Un état contraire indique la nécessité d'opérer une seconde fois.

Les *bleimes*, dont on reconnaît trois espèces, ne sont qu'une échymose peu étendue, qui a son siège de la sole aux talons, produite par une contusion ou par la pression de l'éponge du fer, ou par l'encastelure. Lorsqu'il y a suppuration, on les appelle *bleimes suppurées* pour les distinguer des *bleimes sèches*, il faut parer la sole, donner jour à la matière et recouvrir la plaie avec les étoupes imbibées d'essence ou de teinture d'aloès ; une ferrure à éponges minces et courtes, est celle qui convient pour éviter le retour des bleimes.

Les maladies de la fourchette, sont la *fourchette échauffée* et le *crapaud :* la première se reconnaît à un suintement de matière, qui répand une mauvaise odeur ; l'égyptiac et la propreté suffisent pour faire disparaître cette maladie.

Le *crapaud* est un ulcère de nature sordide, qui ronge et détruit la fourchette, change le tissu des parties qu'il attaque, et laisse échapper une humeur noire, âcre et d'une odeur infecte. Cette maladie est plus fréquente aux pieds de derrière qu'à ceux de devant, et sa cure est regardée comme très-douteuse : si on veut l'obtenir, il faut traiter le cheval intérieurement, par les mercuriaux et les apéritifs, et opérer le mal à fond.

Pour terminer ce que nous avons d'essentiel à dire sur le pied, nous croyons nécessaire de donner la description de certains fers les plus usités, en cas d'accidens et vices de conformation, et de ceux propres à remédier aux défauts d'aplomb.

DU FER A CHEVAL.

On nomme ainsi une bande de fer aplatie, tournée en rond sur son épaisseur. Ceux des pieds de derrière diffèrent de ceux des pieds de devant, en ce qu'ils n'ont pas de trous en pinces et qu'ils sont étampés plus près du bout des éponges ; ils ont ordinairement, à l'endroit qui est privé d'étampures, un petit prolongement tiré du fer même, que l'on nomme pinçon.

On reconnaît dans chaque fer, la pince, la voûte, les branches, les éponges, deux bords, l'un externe et l'autre interne, deux faces, l'une supérieure et l'autre inférieure, et les trous qui donnent passage aux clous : ceux de la branche interne doivent être étampés plus maigre, c'est-à-dire, plus près du bord externe que les autres.

Il y a une très-grande variété dans la forme des fers ordinaires, mis en usage chez diverses nations, quoique le pied du cheval ait à peu près par-tout la même structure et la même organisation. Ceux qui sont usités en France, paraissent le mieux appropriés aux vues que l'on se propose.

(N.º 1.ᵉʳ) FER ORDINAIRE.

Il s'emploie pour les pieds bien conformés, tant antérieurs que postérieurs. C'est une bande de fer aplatie, tournée en rond sur son épaisseur, et percée de huit trous : dans quelques cas, on lève, sur chaque éponge, un petit crampon ; les angles externes doivent être rabattus, afin d'éviter les atteintes.

(N.º 2.) FER DEMI-COUVERT.

Il convient dans les pieds plats et évasés.

(N.º 3.) FER A LUNETTE
OU A ÉPONGES TRONQUÉES.

Il convient dans les cas de *bleimes*, de *seimes-quartes*, de *talons faibles* ou serrés, lorsque les chevaux forgent et se couchent en vache, etc. Dans ces sortes de fers, les éponges sont tronquées du tiers ou de la moitié de la longueur. Pour ces derniers accidens, les éponges doivent être minces et terminées en biseau, de haut en bas.

(N.º 4.) FER A CARACTÈRE
OU A ÉTAMPURES IRRÉGULIÈRES.

Il convient lorsque la corne des quartiers est détruite ou cassante, (*pied dérobé.*) Quand on en fait usage pour les chevaux de trait, il est bon de lever un pinçon sur chaque branche ; dans cette sorte de fer, les trous sont ordinairement en pince et dans l'extrémité des branches ; mais leur position varie suivant la défectuosité des pieds. Ce fer étant destiné à des pieds qui ne peuvent aller nus, sans que la corne soit bientôt usée, il importe de les forger avec le meilleur fer possible.

(N.º 5) FER A LA TURQUE
AVEC DEUX ÉTAMPURES D'UN SEUL CÔTÉ.

Il convient toutes les fois que le cheval se coupe, par le quartier et par le talon : c'est ce qui arrive souvent aux chevaux panards et à ceux qui sont jarretés. Toutes les étampures de ce fer sont ici semées sur la branche externe et la pince; la branche interne est étroite, et son angle inférieur est rabattu. Il est souvent nécessaire, dans les deux derniers cas, de lever un petit crampon, ou de placer une tête de clou sur le milieu de l'éponge interne.

(N.º 6.) FER A PINCE PROLONGÉE
OU A LA BATIÈRE.

Ce fer convient quand les chevaux butent, ou lorsque l'appui se fait sur la partie antérieure du pied. Les chevaux arqués, brassicourts, boutés, rampins, sont dans ce cas.

(N.º 7.) FER A LA TURQUE
A UNE BRANCHE PRIVÉE D'ÉTAMPURES.

Il s'emploie dans le cas où le cheval se coupe dans le milieu du quartier. La corne doit toujours excéder un peu le fer, lorsqu'il est posé; le milieu de la branche interne de ce fer, est étroit, arrondi en dehors et privé de trous. Si le cheval se coupe par la partie de la pince, qu'on nomme improprement mamelle interne, c'est à cet endroit qu'il ne faut pas mettre de clous.

(N º 8.) FER A PLANCHE
OU A ÉPONGES RÉUNIES.

Il convient à un pied auquel on a enlevé le corps

pyramidal, en totalité ou en partie. Dans le cas de clou de rue ou d'autres blessures peu dangereuses, dans la fourchette, les éponges sont aplaties et réunies ensemble; le fer doit couvrir tout le pied, à l'exception d'une ouverture ménagée pour l'écoulement des humeurs. (*Voyez la planche.*) Ordinairement, pour faciliter le pansement du pied, les maréchaux fendent horizontalement les éponges d'un fer ordinaire. L'une maintient, par un rivet, une traverse qui a à peu près la largeur de la fourchette, et l'autre reçoit cette traverse par le moyen d'une vis.

(N.º 9.) FER A OIGNON.

Le fer à oignon s'emploie lorsqu'il y a un oignon un peu considérable ; il est à préférer, dans ce cas, au fer demi-couvert, sur-tout si le quartier et le talon sont faibles.

(N.º 10.) FER A PINCE TRONQUÉE.

Il convient quand le cheval forge beaucoup, soit en éponges, soit en voûte ou en talon; le tiers antérieur de la pince est coupé transversalement en biseau, de bas en haut, aux parties latérales de la pince de ce fer. Il doit y avoir deux pinçons. Il convient aussi de lever, sur les éponges, un petit crampon.

(N.º 11.) FER ÉCHANCRÉ EN BRANCHE.

Le fer échancré en branche convient dans le cas d'une piqûre, d'une brûlure ou autre lésion à un des côtés de la sole.

(N.º 12.) FER A COULISSE.

Le fer à coulisse s'emploie à la suite de la dessolure, de l'enlèvement du corps pyramidal, et lors d'une plaie à la sole ou à la fourchette.

(N.º 13.) FER A BOSSE
OU A CRAMPON SUR LES ÉPONGES.

Il convient quand l'animal, étant long-jointé, boite ou feint. On lève, à l'extrémité de chaque éponge, un crampon en forme de bosse ; si, dans cette position, le cheval souffre par le tiraillement excessif des ligamens et des tendons fléchisseurs du pied, on lève les bosses du fer même, sur le milieu de chaque éponge, ou on les forme seulement par une tête de clou. La hauteur des crampons doit être peu considérable, à moins que le cheval ne soit très-long-jointé.

DES
PARTIES DU CORPS.

DEUXIÈME SECTION.

DU DOS.

Le dos est formé par les vertèbres qui suivent celles du garot ; il s'étend depuis cette partie jusqu'aux reins, et se trouve borné latéralement par les côtes.

Le dos doit être uni dans toute son étendue, un peu plus bas que le garot et la croupe, mais sans excès ; car le cheval serait *ensellé :* ce défaut est souvent suivi dans les mouvemens du trop de flexion de la colonne dorsale, d'où résultent la faiblesse et le peu de solidité que l'animal peut avoir pour résister aux fatigues.

Quand le dos, au lieu de présenter un enfoncement, est au contraire convexe, il constitue le *dos* de *carpe ;* un cheval, ainsi conformé, réunit beaucoup plus de solidité que le premier : mais l'avant-main paraît moins beau , moins gracieux, et les réactions en sont beaucoup plus dures. S'il règne un canal le long de l'épine du dos jusqu'aux reins, on dit que le cheval a les reins doubles; c'est un signe de force.

DES REINS.

Les vertèbres lombaires forment la base des reins. Cette portion de la colonne vertébrale est isolée, et sert de point central aux différens mouvemens : en conséquence, trop de longueur est un signe évident de faiblesse et du peu d'aisance et de régularité que le cheval doit avoir dans ses allures. Les reins sont beaux, toutes les fois qu'ils sont en rapport avec le dos , et qu'ils ne péchent ni par excès, ni par défaut de longueur; que les mouvemens en sont aisés et souples, afin de donner plus de liant aux allures. Lorsque les reins sont courts, ils annoncent plus de force ; mais les réactions en sont plus dures.

MALADIES.

Les blessures occasionnées par un coussinet mal ajusté, ou par une charge lourde et mal faite, sont toujours très-graves, sur-tout quand on n'a pu en obtenir la résolution par les moyens que nous avons prescrits pour le mal de garot ; on est alors obligé de faire une ouverture qui est très-longue à guérir.

L'*effort des reins* arrive à la suite d'un arrêt trop subit d'un à-coup, d'une forte charge, etc. ; alors les ligamens et les muscles des reins sont distendus ; quelquefois même ils sont déchirés : ce cas maladif est incurable. L'effort des reins se reconnaît à la douleur et à la sensibilité de la partie ; la croupe se berce et chancelle quand le cheval trotte : si l'effort a été violent, le derrière ne peut se mouvoir qu'avec la plus grande difficulté, et loin de pouvoir chasser le devant, le cheval reste en place et ne peut reculer. Les extrémités antérieures sont engagées sous le centre de gravité, afin de venir au secours des parties souffrantes dont elles partagent le poids. Les frictions fortement résolutives réitérées, ne réussissent pas toujours pour guérir l'effort des reins : souvent on est obligé d'appliquer le feu.

Les reins sont sujets à une autre maladie : c'est l'*immobilité*. Elle consiste dans une affection nerveuse qui prive l'animal de mouvement et de sensibilité ; alors il y a paralysie des reins. Les vésicatoires sur la partie malade, les sétons aux fesses, et les toniques intérieurement, sont des moyens de guérison usités contre cette affection.

DES COTES.

Les côtes forment les parois extérieures de la poitrine : c'est de leur rondeur et de leur écartement, que dépendent en partie sa capacité et le jeu que le poumon peut avoir dans l'acte de la respiration.

Les côtes doivent être bien contournées et de niveau avec les autres parties du corps ; lorsqu'elles ne sont point à la hauteur de ces mêmes parties, elles sont serrées et plates, et constituent le ventre de vache ou ventre avalé. On doit faire d'autant plus d'attention à ce défaut, que les chevaux en qui on le remarque, sont ordinairement gros mangeurs et courts d'haleine.

MALADIES.

La mauvaise position du cavalier à cheval, une selle mal ajustée, mal rembourrée, une couverture mal placée, sont autant de causes qui occasionnent des blessures sur les côtes auxquelles on donne le nom de cors. Mettre le cavalier à pied, réparer la selle, se servir d'eau-de-vie et de savon pour lotionner le cor, ou d'un gazon imbibé de vinaigre, qu'on maintient avec la couverture et le surfaix, suffisent, dans ce principe, pour guérir le cor. Si la peau qui le recouvre est dure, on la graisse avec l'onguent populéum ou autre, après avoir coupé le poil, et on l'enlève ensuite avec le bistouri. Les étoupes sèches terminent la cure.

Voici le remède de M. Knaup, regardé comme souverain pour la guérison des blessures produites par la selle, et même pour les coups de pieds récens : prenez le sulfate d'alumine (*alun*), et sulfate de fer (*vitriol vert*), dans les proportions d'une livre chaque ; muriate d'ammoniac (*sel ammoniac*), oxide de cuivre (*vert de gris*), sulfate de zinc (*vitriol blanc*), de chaque, trois onces ; mélangez le tout et faites fondre à une douce chaleur.

Pour se servir de ce mélange, on en dissout gros comme une noix dans une bouteille d'eau ; ensuite on imbibe, de cette liqueur, une compresse qu'on applique sur la partie malade, après l'avoir bien lotionnée ; on la renouvelle autant de fois qu'on le juge à propos. Si on est en route, on selle comme à l'ordinaire : de cette manière, on peut continuer le voyage sans que le cheval souffre et sans empêcher la plaie de se guérir.

DU PASSAGE DES SANGLES.

On désigne, sous le nom de passage des sangles, l'endroit où elles posent : il est borné antérieurement, par le coude de l'épaule, et postérieurement, par le ventre.

La beauté de cette partie est relative à celles qui l'environnent ; quand le cheval n'est pas assez sanglé, les sangles se rapprochent des coudes ou s'en éloignent, frottent sur les tégumens, les blessent, et mettent le cheval hors d'état d'être sellé. Le repos et les lotions spiritueuses terminent promptement cette légère incommodité.

DU VENTRE.

Le ventre est formé par les muscles abdominaux qui servent de parois et de soutien aux viscères contenus dans sa cavité.

Le ventre doit être, dans sa conformation, proportionné à la rondeur des côtes, et médiocre pour son volume et sa grosseur. Lorsqu'il est trop volumineux, on l'appelle *ventre de vache, ventre avalé ;* défaut qui, comme nous l'avons dit, est produit par la conformation des côtes, d'où résulte la gêne dans les mouvemens de la respiration. Si le ventre s'élève du côté des flancs, s'il a la forme de celui du chien lévrier, le cheval est dit *lévreté, étroit de boyaux*, ce qui peut être regardé comme un indice assuré de faiblesse et de son peu de disposition à supporter la moindre fatigue ; en effet, ce cheval est délicat et ne mange que très-peu : défaut essentiellement opposé à celui qui a le ventre de vache, qui, au contraire, est gros mangeur et exposé, par cela, aux coliques et aux indigestions.

MALADIES.

Un engorgement froid, qui occupe la partie inférieure du ventre appelé *œdême*, s'étend quelquefois jusqu'au fourreau ; quand il n'est pas occasionné par une maladie interne, il est sans danger : le travail, les bains froids, suffisent pour le faire disparaître. La rupture du péritoine, dans un point de son étendue, donne lieu à une tumeur connue sous le nom de hernie ombilicale ; on en reconnaît la présence, lorsque, par la pression, on la fait disparaître, et qu'elle revient ensuite, quand on a cessé de la comprimer. Cette maladie est d'autant plus à craindre qu'elle est regardée comme incurable, susceptible d'augmenter et de donner lieu à des coliques mortelles.

DES FLANCS.

Les flancs sont bornés antérieurement par les côtes, postérieurement par les hanches, supérieurement par les reins, et inférieurement par le grasset.

Les flancs doivent être peu étendus, pleins et au

niveau du ventre et des côtes ; c'est à la régularité de leur mouvement, qu'on juge de l'intégrité de la poitrine.

Les chevaux qui ont le flanc creux, ont peu de corps, se vident fréquemment et sont peu susceptibles de résister à la fatigue.

MALADIES.

On dit que le flanc est cordé ou retroussé, lorsque, par suite de la contraction d'un des muscles du ventre, il semble qu'une corde la traverse dans son milieu; les travaux forcés, la privation d'alimens solides ou liquides produisent cet accident maladif, qui devient symptôme caractéristique de la courbature, s'il est accompagné d'une toux plus ou moins fréquente et profonde, avec écoulement de matière par les nazeaux.

La pousse est une maladie qui paraît avoir son siége dans les poumons ; elle consiste, d'après le rapport de certains auteurs, dans la rupture ou dans la perte du ressort des vésicules bronchiques : d'autres pensent, au contraire, qu'elle tire sa source d'une affection organique du cœur et des gros vaisseaux du poumon; d'autres enfin pensent que le diaphragme en est le siége.

Quoi qu'il en soit, on reconnaît la pousse, par un mouvement d'irrégularité ou de soubresaut qu'on observe dans le flanc. Voici de quelle manière on peut expliquer ce mouvement : dans l'expiration, l'air n'est pas entièrement expulsé, et la portion qui reste dans les vésicules bronchiques, cherche à sortir au moment où une nouvelle colonne est in-

troduite dans le poumon ; le choc que ces deux co-
lonnes d'air éprouvent, détermine ce contre-tems
ou soubresaut, qu'on appelle encore coup de fouet,
si visible dans le cheval poussif. La toux qui se fait
entendre en pressant les premiers cerceaux de la
trachée-artère, vient confirmer le pronostic qu'on a
porté sur cette maladie. Il est rare qu'un cheval soit
poussif avant l'âge de six ans.

Aucun moyen curatif n'a été proposé contre la
pousse : le régime absolu et le repos peuvent seuls
en arrêter les progrès.

DES PARTIES

DE L'ARRIÈRE-MAIN.

TROISIÈME SECTION.

PARTIES GÉNITALES.

LES organes de la génération, pour le mâle, sont
les testicules, le membre et le fourreau ; la vulve et
les mamelles dans la jument.

DES TESTICULES.

Les testicules sont deux organes renfermés dans
le scrotum, dont l'usage est de sécréter la semence ;
ils doivent être d'un volume proportionné, et exempts
d'adhérence avec les tuniques qui les renferment.

MALADIES.

Les testicules sont sujets aux engorgemens, aux hernies, aux tumeurs *sarcomateuses* (le sarcocèle), et à l'hydropisie, appelée hydrocèle. Les suites de ces maladies sont toujours à craindre, à l'exception de l'engorgement, dont on obtient la cure par les résolutifs et les bains froids, ou par les émolliens, s'il y a inflammation. On est obligé de faire la castration pour obtenir la guérison des autres maladies.

DU FOURREAU ET DU MEMBRE.

Le fourreau et le membre doivent être proportionnés dans leur grandeur et leur grosseur, afin que la sortie et la rentrée du membre puissent se faire facilement ; le fourreau doit être bien détaché : ce caractère est assez particulier aux bons chevaux.

MALADIES.

Lorsque le fourreau, par suite d'irritation, s'est resserré sur lui-même, de manière à empêcher la sortie du membre, il occasionne le phymosis ; au contraire, quand le membre est sorti du fourreau, et que, par la même cause qui a produit le phymosis, il ne peut rentrer, cet état constitue le paraphymosis. Les bains et les lotions émollientes sont les remèdes usités en pareil cas.

Les excroissances, les porreaux, les fics, s'observent fréquemment aux parties de la génération, dans les chevaux gris particulièrement. L'extirpation et la cautérisation doivent être mises en usage, pour le traitement de ces maladies.

DE LA VULVE.

La vulve est l'ouverture qui communique avec la matrice, par le moyen du vagin, et avec la vessie, par celui du meat-urinaire : elle doit être exempte de toute excroissance de nature étrangère.

Si on veut empêcher une jument de faire des poulains, quoiqu'étant avec des chevaux entiers, on la boucle, par le moyen d'anneaux de fil de fer qu'on passe dans chaque lèvre, de manière à empêcher l'introduction du membre.

DES MAMELLES.

Les mamelles sont deux corps glanduleux situés entre les cuisses, à la partie postérieure et inférieure du ventre ; leur usage est de sécréter le lait qui sert de nourriture au poulain.

Les mamelles doivent être peu volumineuses, exemptes de tuméfactions et de grosseurs ; quand elles sont trop apparentes, le mamelon détaché, et qu'en le pressant, il laisse échapper une humeur plus ou moins blanche, on doit craindre que la jument n'ait mis bas depuis peu. Une diète sévère, des lotions astringentes (le vinaigre, avec la terre grasse ou le plâtre dissout), suffisent ordinairement pour arrêter la sécrétion laiteuse et obvier aux inconvéniens qu'elle présente.

DE LA CROUPE.

La croupe a pour base l'os sacrum, et se trouve bornée, de chaque côté, par les hanches ; antérieurement, par les reins ; et postérieurement, par les fesses.

La croupe doit être assez large, et arrondie d'un côté à l'autre ; on doit y remarquer, autant que possible, la continuation du canal que nous avons observé dans les reins doubles. Les mouvemens de la croupe doivent être libres et sans bercement ; ce dernier mouvement étant un indice de faiblesse des reins.

On appelle croupe coupée, celle qui n'a pas la rondeur et l'étendue qu'elle doit avoir. La croupe avalée est celle qui tombe tout à coup : de manière que l'origine de la queue est trop basse : dès-lors, les chevaux ne peuvent jamais la porter à l'anglaise. La croupe tranchante, ou de mulet, est saillante, et les cuisses sont plates ; cette conformation n'est pas toujours un défaut ; elle est même regardée comme un caractère de race, dans les chevaux espagnols, barbes et hongrois.

DE LA QUEUE.

Les os coxigiens forment la base de la queue ; elle est revêtue de crins qui servent à parer le cheval, et à le défendre de la piqûre des insectes.

La manière dont la queue se trouve attachée est relative à la conformation de la croupe ; ainsi, lorsque cette dernière est au niveau du rein, la queue est élevée ; au contraire, quand la croupe est coupée ou avalée, l'attache de la queue est toujours trop basse : cette disposition, ainsi qu'on vient de le dire, empêche la réussite de l'opération de la queue à l'anglaise.

Le tronçon de la queue doit être ferme et pourvu de crins dans toute son étendue ; on dit que le cheval a la queue de rat, quand le tronçon en est dégarni.

On appelle queue en catogan, celle qui est coupée à cinq ou six pouces de longueur; et queue de balai, celle en qui le tronçon est coupé, sans qu'on ait touché aux crins.

La queue est exposée à être blessée par une croupière mal ajustée, ou trop petite ou trop grosse; la réparation doit remédier à ce léger accident. Les dartres et les démangeaisons qui font tomber les crins, se dissipent par la propreté, par les lotions émollientes, qui assouplissent la peau, et par les frictions d'onguent de soufre et mercuriel.

DE L'ANUS.

L'anus est l'orifice extérieur du conduit alimentaire par lequel les matières excrémentitielles s'échappent; lorsqu'il est enfoncé et ouvert, c'est un signe certain de la faiblesse du canal intestinal, et que l'animal fait de mauvaises digestions. On dit que le cheval se vide, quand il laisse, à chaque instant, échapper des vents et des matières.

Comme les parties extérieures de la génération, l'anus est sujet aux verrues, aux porreaux: les moyens curatifs sont les mêmes.

DES HANCHES.

Les hanches sont formées par les os ilions et font suite à la croupe; elles doivent être justes et proportionnées au corps du cheval.

Comme les mouvemens opérés par les hanches sont absolument dépendans des parties de l'arrière-main, et même des reins, c'est donc dans la force et la souplesse des vertèbres lombaires que consistent l'action et la beauté des hanches : on doit se rappeler ici que le cheval ne peut les mouvoir, pour rapprocher les extrémités du centre de gravité, sans que la courbure et la flexion des reins ne soient apparentes. Or, si les hanches sont trop longues, les pieds de derrière outre-passeront la piste des pieds antérieurs ; alors le cheval sera faible et forgera à chaque instant.

Lorsque les hanches sont trop courtes, le cheval est difficile à asseoir, l'arrière-main est roide et a peu de jeu dans ses mouvemens ; car ces derniers ne peuvent venir que des jarrets.

La grande élévation des hanches rend le cheval cornu ; lorsqu'il y en a une plus haute que l'autre, on dit qu'il est éhanché, épointé : cet accident est produit par des coups frappés sur la hanche, par une chute ou par un choc.

DE LA CUISSE ET DES FESSES.

La caisse est formée par le fémur, dont la direction est de haut en bas, et de derrière en avant, entre le coxal, le tibia et le grasset.

La beauté de la cuisse dépend de la rondeur et de l'élévation des muscles qui l'entourent ; quand la cuisse est maigre, elle rend, comme nous l'avons dit, la croupe tranchante : si la rondeur de la cuisse est un indice de force, l'aplatissement et la maigreur sont des signes de faiblesse.

MALADIES.

L'effort et la luxation de la cuisse, sont deux accidens auxquels cette partie est sujette. L'application du feu, sur l'articulation, n'est souvent que le résultat de l'ignorance, qui fait attribuer le mal à cet endroit ; tandis que c'est au jarret ou au pied qu'il existe.

Les fesses doivent, en tout, être en parfait rapport avec les parties qui les entourent. C'est au plat des fesses qu'on applique des sétons, en cas d'engorgement des extrémités ou d'eaux aux jambes.

DU GRASSET.

Le grasset est formé par la rotule, qui se trouve fixée sur l'articulation de la cuisse avec la jambe, par de forts ligamens ; la peau, dans cet endroit, doit être souple et exempte de cicatrices et de marques de feu.

MALADIES.

La rotule n'exécute des mouvemens que d'une manière secondaire à ceux de la jambe, et c'est dans l'extension forcée de cette dernière, que la rotule peut souffrir dans ses mouvemens, et même alors être déplacée, si sur-tout, elle se trouve trop éloignée de son centre d'action. Le moyen d'opérer la réduction de la rotule, est de maintenir la jambe dans un état de tension continuelle, de repousser la rotule dans sa place, et de contraindre ensuite l'animal au repos le plus absolu ; ce moyen, aidé de frictions d'eau-de-vie camphrée, suffit pour obtenir la cure de cet accident, qui peut se renouveler.

DE LA JAMBE.

Le tibia et le péroné forment la jambe : cette partie de l'extrémité postérieure, répond à l'avant-bras ; elle doit être bien fournie de muscles à sa partie supérieure, et le tendon qu'on observe inférieurement, bien détaché. Du reste, elle doit répondre, par son volume et sa grandeur, aux autres parties de l'arrière-main.

Si la jambe est maigre et peu fournie, c'est un signe de faiblesse, et le cheval est dit mal gigoté.

MALADIES.

A la face interne de la jambe, on remarque la veine saphène ; c'est le long de cette veine et des autres gros vaisseaux, que le farcin paraît. Cette maladie lymphatique est regardée comme étant contagieuse ; elle s'annonce par des boutons qui laissent échapper une humeur puriforme et sanguinolente.

Le premier soin qu'on doit apporter dans le traitement du farcin, est de séparer les chevaux sains de ceux qui sont malades, auxquels on fait subir un traitement qui consiste à cerner les boutons farcineux, avec le cautère actuel, après les avoir ouverts et cautérisés dans le centre ; quand l'escarre, produite par le feu, est tombée, on a soin de déterger et de bien nettoyer l'ulcère qu'on recouvre ensuite avec des étoupes imbibées d'une dissolution de sublimé corrosif. Ces premiers moyens doivent être secondés par l'exercice et l'emploi des poudres sudorifiques, données en opiats, à la dose de quatre onces par jour, avec lesquelles on aura incorporé, en principe, vingt-quatre à trente-six grains de sublimé, dont on peut pousser la dose à un gros par jour, jusqu'à parfaite guérison. Les poudres apéritives fondantes et les pilules anti-farcineuses de Lebas, sont recommandées contre le farcin.

DES JARRETS.

Le calcanéum, la poulie et quatre os plats con-courent à la formation du jarret. La solidité de cette partie est d'autant plus importante, que c'est d'elle que dépendent la force et la régularité des mouvemens de progression de l'animal; aussi, quelques légers qu'en soient les défauts, ils sont toujours très-nuisibles.

Les jarrets doivent être secs et bien évidés; les mouvemens libres et exécutés avec force et souplesse; leur direction doit être telle, que l'écartement qu'il y a entre le calcanéum et le tibia, soit dans une juste proportion. Par conséquent, la direction du tibia et celle du canon ne doivent pas être trop obliques, ni trop droites. Dans le premier cas, les jarrets seraient trop coudés, et dans le second, ils seraient trop droits. L'action de forger, les atteintes sur les tendons, le tiraillement, la distension des ligamens articulaires, d'où naissent les vessigons, les jarrets cerclés et la ruine des extrémités, la faiblesse des jarrets, la dureté des réactions, le gonflement des abouts articulaires, les exostoses de tous genres, sont les accidens qui résultent de l'un et de l'autre de ces défauts.

On appelle chevaux crochus, clos du derrière, ceux en qui les pointes des jarrets sont trop rapprochées; ce défaut, qu'on doit y regarder comme fàcheux, quand les jarrets sont grêles, se trouve racheté lorsqu'ils présentent beaucoup de largeur : cette conformation est particulière à certaines espèces de chevaux.

MALADIES.

Les maladies des jarrets sont divisées en tumeurs molles et en tumeurs dures ; parmi les premières, on désigne les vessigons simples et chevillés qui apparaissent sur un ou sur les deux côtés de la corde tendineuse, et le capelet, qui vient à la pointe du jarret. Les moyens curatifs indiqués pour les mollettes, conviennent pour le traitement des vessigons dont les suites sont à peu de chose près les mêmes.

La varice est une autre maladie qui a pour cause la dilatation de la veine saphène, qui chemine à la face interne du jarret ; son volume est susceptible d'augmenter, de manière à rendre le cheval boiteux.

Les solandres viennent au pli du jarret ; elles sont de même nature que les malandres au pli du genou : leur moyen de traitement est le même.

Les tumeurs osseuses du jarret, sont l'éparvin sec, l'éparvin calleux, l'éparvin de bœuf, la courbe, la jarde ou jardon. La gêne que ces tumeurs occasionnent dans l'action des tendons et dans les mouvemens de l'articulation qu'elles finissent par souder, les rendent infiniment plus dangereuses que les vessigons.

L'éparvin sec (dont le siège paraît incertain) consiste dans un mouvement prompt, et en quelque sorte convulsif, de l'extrémité, au moment où elle quitte le sol : lors de son action en avant, le cheval rapproche le pied jusqu'au ventre : alors on dit qu'il harpe. Sans autre maladie apparente que l'éparvin sec, un cheval peut encore faire quelque service ; néanmoins on doit regarder les éparvins secs comme une cause prochaine de la ruine du jarret.

L'éparvin calleux vient à la face interne et supérieure du canon.

L'éparvin de bœuf occupe la face interne du jarret : on le distingue de l'autre, par son étendue et parce qu'il est autant occasionné par l'engorgement des ligamens que par leur empâtement : à la longue, il finit par s'ossifier, nuit aux mouvemens de l'articulation et gêne le passage de la veine saphène.

La courbe a son siège au condyle interne du tibia, un peu en avant du jarret ; sa proximité de l'articulation la rend dangereuse.

La jarde ou jardon se remarque à la partie postérieure et externe du jarret, directement au dessus de la tête du péroné. Cette tumeur est d'autant plus à craindre qu'elle anticipe sur les tendons fléchisseurs du pied, de manière à en gêner singulièrement les mouvemens ; elle est douloureuse et fait boiter le cheval.

On dit que le jarret est cerclé, quand, par suite de vessigons ou d'engorgement chronique, on ne peut distinguer la corde tendineuse, ni le calcanéum.

Lorsque les pièces osseuses du jarret sont soudées l'une avec l'autre, on dit que le jarret est ankilosé.

Le feu est le seul remède à apporter à ces sortes de tumeurs, afin d'en arrêter les progrès.

En cas d'effort du jarret, il faut employer les frictions d'eau-de-vie camphrée, dans le principe ; et les émolliens en cataplasmes, bains et fomentations, s'il y a inflammation : après qu'elle est calmée, on réitère les applications résolutives.

Les parties qui terminent l'extrémité postérieure,

sont les mêmes que celles dont nous avons parlé pour les extrémités antérieures, puisqu'elles se correspondent et que ce sont les mêmes os qui en forment la base ; leur conformation, leurs défectuosités, les maladies qui y surviennent et les remèdes qu'on doit y apporter sont, par conséquent, les mêmes.

Le paturon des extrémités postérieures est sujet à l'enchevêtrure.

On estime dans les extrémités postérieures, un jarret large, un canon court, et un tendon bien détaché.

Le pied de derrière diffère de celui de devant, en ce que la direction de la pince est moins oblique et moins forte ; que ses talons sont plus ouverts, et que la nature de la corne est plus molle. Les extrémités postérieures sont plus exposées aux crevasses, aux eaux aux jambes, que celles de devant, par la raison qu'elles sont plus fréquemment dans l'humidité.

D'après l'énumération des défauts et des maladies des chevaux, on doit voir qu'il n'est guères possible d'en rencontrer de parfaits. Aussi, dans le choix qu'on est chargé d'en faire, il faut savoir rejeter ceux qui, par ces mêmes défauts, sont impropres au service qu'on se propose d'en tirer, et établir, du reste, un rapport entre les beautés et les vices de conformation, de manière à ce que les qualités l'emportent.

DES ROBES.

C'EST par le mot *Robe*, que l'on est convenu de distinguer les diverses nuances de couleur que présentent les poils et les crins qui recouvrent la surface du corps du cheval : on en reconnaît de deux sortes, les *simples* et les *composées :* dans les premières, il n'existe que des poils d'une seule couleur sur toute la surface ; dans les composées, il se trouve de deux à trois sortes de poils réunis dans la même robe.

Observons que les crins de l'encolure et de la queue, de même que les poils des extrémités, depuis le jarret et les genoux jusqu'à terre, quoique différens de ceux du reste du corps, n'empêchent pas la robe d'être simple s'il y a uniformité de teinte sur tout le reste du corps.

ROBES SIMPLES.

Les robes simples sont, selon M. Flandrin, le *noir,* le *blanc,* le *bai,* et l'*alezan.* Il pense que l'*isabelle,* le *souris* et le *louvet,* devraient aussi être classés parmi les robes simples, attendu que c'est sur le même poil que se trouvent les deux nuances qui les composent.

On reconnaît dans le noir trois variétés de teintes ; savoir :

1.° Le malteint ou lavé, qui est d'une couleur roussâtre ;

2.° Le noir franc, plus intense, mais sans brillant ;

3.° Le noir *jais,* qui réfléchit le brillant du jais (espèce de verre).

Le blanc qui, selon plusieurs auteurs, ne vient qu'avec l'âge, et qui, d'après Garceau et autres, peut exister dès la naissance, a aussi trois variétés, c'est 1.º le blanc mat ou de lait qui est terne comme la craie;

2.º Le blanc argenté, qui réfléchit le brillant de l'argent;

3.º Le blanc porcelaine, qui a une teinte bleuâtre.

Le bai a une couleur tirant sur le rouge, les extrémités sont noires et presque toujours les crins de la crinière et de la queue le sont aussi. On reconnaît sept nuances dans le bai :

1.º Le bai proprement dit, quand la nuance n'est pas assez distincte pour prendre une des dénominations dont nous allons parler ;

2.º Le bai-clair, tirant sur le jaune sans brillant ;

3.º Le bai-doré, quand la robe a le reflet brillant de l'or ;

4.º Le bai-cerise ou sanguin, d'un rouge brillant comme la cerise ;

5.º Le bai-châtain, moins vif que le précédent, ressemblant à la châtaigne ;

6.º Le bai-marron, plus foncé que le châtain, semblable au marron d'Inde ;

7.º Le bai-brun, d'un rouge obscur, tirant sur le noir.

On en reconnaît de deux nuances, le foncé et le clair :

Le 1.ᵉʳ est un noir malteint, avec des marques plus pâles ou jaunâtres autour du nez, des yeux et souvent au flanc, ce qui s'exprime en disant marqué de feu à *telle* partie.

Le 2.ᵉ est d'une teinte moins intense ; ces chevaux ont souvent le nez de renard.

L'alezan ne diffère du bai que parce que les crins et les extrémités sont de couleur de la robe ou d'une couleur moins intense que le noir. On en distingue de six sortes :

1.º L'alezan, proprement dit, (*voyez au bai*) ;

2.º L'alezan clair, tirant sur le jaune ;

3.º L'alezan doré, qui réfléchit le brillant de l'or ;

4.º L'alezan cerise, d'un rouge brillant ;

5.º L'alezan obscur, d'une teinte brunâtre foncée ;

6.º L'alezan brûlé, qui ressemble au café torréfié.

ROBES COMPOSÉES.

Le mélange de noir et de blanc forme le gris.

Dans le gris proprement dit, il y a mélange égal de blanc et de noir.

Le gris clair, prédomination d'un blanc mat.

Le gris argenté, se distingue au brillant de la robe.

Le gris sale, mélange d'un noir malteint d'un blanc mat.

Le gris ardoisé, quand on remarque une couleur bleuâtre.

Le gris brun est constitué par la prédomination d'un noir franc.

Le gris tourdille, petites taches d'un noir malteint et d'un blanc mat qui, par leur dimension, ressemblent au plumage de cet oiseau.

Le gris étourneau, même mélange, mais d'un noir jais et d'un blanc argenté. (Cette robe est rare mais très-jolie).

Le gris moucheté, mélange de petites taches noires sur un fond blanc (si elles ne se distinguent que sur quelque partie, on indique le fond de la robe, puis on dit moucheté sur *telle* et *telle* partie).

Le gris-tigré, diffère du moucheté en ce que les taches sont plus grandes et régulières (de la dimension d'un franc).

Le gris-marbré, a des veines irrégulières comme le marbre.

Le gris-truité, petites taches d'alezan au lieu de noir, comme dans le moucheté. (La même observation se reproduit).

Le gris-souris, mélange égal *dans* le même poil de blanc et de noir, il est dit clair quand le blanc domine, foncé s'il y a prédomination du noir. La raie de mulet se remarque sur presque tous les gris souris, on fait mention sur un signalement, comme d'une exception, quand elle n'existe pas ; il en est de même pour les isabelles et les louvets.

Le mélange d'alezan et de blanc, forme les aubères proprement dits, quand le mélange est égal.

Aubère-clair, prédomination du blanc.

Aubère-foncé, l'alezan prédomine.

Fleur de pêcher ou mille fleurs, petits bouquets blancs, parsemés sur une robe où l'alezan domine ; on y remarque quelquefois un mélange léger de noir.

L'isabelle est un mélange dans *chaque* poil d'alezan et de blanc, produisant un jaune très-clair ; il est dit clair ou foncé selon l'intensité de la nuance du clair à l'obscur.

Isabelle-doré, quand la robe a le brillant de l'or.

Isabelle-café au lait, mélange de jaune obscur et d'un blanc mat.

Isabelle soupe de lait, d'un blanc jaunâtre.

Les pies sont constitués par de grandes taches de noir, de bai, d'aubère, et ce sur un fond blanc, et on désigne ces nuances, excepté le noir, qui constitue le pie proprement dit. Les extrémités noires font distinguer les pies bai des pies alezan.

Le louvet est formé d'un mélange d'alezan et de noir sur un même poil; le noir est à l'extrémité du poil: quand au contraire c'est l'alezan, qui est à l'extrémité du poil et le noir à la racine, cela constitue le fauve ou poil de cerf.

Le mélange de noir, de bai et de blanc, forme les *rouan* divisés en

1.° Rouan pp. md. égalité de proportion;

2.° Rouan-clair, prédomination du blanc;

3.° Rouan-foncé, prédomination du noir;

4.° Rouan vineux ou sanguin, prédomination du bai.

On appelle cuivré une robe formée par un mélange de blanc-argenté, d'alezan-doré et de noir-jais (très-rare).

PARTICULARITÉS

ET OBSERVATIONS A FAIRE

SUR LES ROBES.

On dit qu'une robe simple est rubican, lorsqu'il s'y trouve, sur le fond, un huitième de poil blancs : il peut y en avoir de plus ou de moins ; alors on dit que le cheval est fortement ou légèrement rubican : on désigne, du reste, les endroits où cette particularité se remarque.

On nomme cheval zain, celui qui n'a qu'une seule nuance de poils, c'est-à-dire, qu'il est tout-à-fait noir, bai ou alezan.

On exprime, sous la dénomination de ladre, une couleur blafarde de la peau qui ressemble assez à celle de l'homme ; on la remarque aux lèvres, aux nazeaux et aux parties de la génération : alors, on dit, en signalant le cheval, qu'il est ladre, à tel endroit ou à telle partie.

On désigne, sous le nom de pelote en tête, une quantité plus ou moins grande de poils blancs qui se remarquent au milieu du front, et dont la forme est arrondie ; quand cette marque s'étend sur le chanfrein, et qu'elle ressemble à une petite bande ou à une raie, on l'appelle lisse. Ainsi le cheval peut être lisse en tête, lisse entre les nazeaux et au bout du nez. Si tout le front est blanc, on dit dans le signalement, fortement en tête ; lorsque ce blanc descend entre les nazeaux et occupe une certaine largeur, c'est un chanfrein prolongé; ou belle face, quand il s'étend sur les côtés; s'il va jusqu'à la lèvre anté- rieure, le cheval boit dans son blanc : cette expres- sion est synonime pour l'une des lèvres, comme pour l'autre. Il suffit qu'il y ait du lisse ou du ladre; chose qu'il faut citer.

On entend par balzane, une marque blanche, distincte de la nuance de la robe, qui occupe la partie inférieure d'une extrémité, dans une étendue plus ou moins grande. Lorsqu'elle n'existe pas dans tout le pourtour de la couronne ou du paturon, on exprime cela dans le signalement par balzane incom- plette ou principe de balzane. Quand elle paraît tout autour mais très-peu étendue on dit petite balzane, et balzane simplement quand elle ne dépasse pas le boulet; si elle va au milieu du canon à peu près, c'est une balzane chaussée, jusqu'au genou ou au jarret, haute chaussée, et enfin trop haute chaussée si elle dépasse ces deux articulations.

Quand la balzane se trouve, à sa naissance, dans un point de son étendue, parsemée de taches noires, ou qu'elle présente quelques dentelures ou décou- pures, on dit, dans le premier cas, balzane mou- chetée ou herminée, et dans le second, on dit dentelée.

Pour désigner l'endroit que les balzanes occupent, on se sert du mot bipède, qui veut dire assemblage de deux extrémités; ainsi, on dit bipède antérieur, postérieur, latéral gauche, droit et diagonal. Lors- qu'un cheval a trois balzanes, on a soin de désigner celle qui est séparée; par exemple : on dit trois

balzanes, dont une, antérieure ou postérieure, montoir ou hors montoir.

On dit que le poil est *pommelé* quand on remarque
des surfaces arrondies plus claires que le fond de la
robe, et on appelle miroité quand les taches sont
plus foncées que le même fond, et qu'elles ont un reflet
brillant, ce qui se remarque au noir, gris, bai et
alezan ordinairement.

Les taches de poils blancs qu'on observe sur les
différentes parties du corps, et qui viennent par suite
de blessures, portent le nom de taches accidentelles :
on les désigne dans un signalement.

On donne le nom d'épi, à un rebroussement de
poils qui ne sont pas couchés dans le même ordre
que les autres ; il y en a de deux sortes : les épis
excentriques et les épis concentriques. Les premiers
sont ceux dont les poils se portent et se divergent
du centre à la circonférence ; et les autres se réu-
nissent de la circonférence au centre. Les endroits
où les épis se remarquent, sont au front, à la gorge
et aux parties latérales de l'encolure ; ils portent
alors le nom d'épée romaine.

On dit que le cheval est cap-de-more, quand, avec
une robe louvet ou rouan, il a la tête et les extrémités noires. On appelle marque de feu, des poils
qui paraissent avoir été brûlés ; c'est au nez, autour
de la bouche et aux flancs, où on les observe : ils
sont assez fréquens chez les chevaux bai-brun.

On nomme ventre de biche, lorsque, sur une
robe noire, il se trouve des poils plus ou moins
blancs sous le ventre.

Le zébré consiste en des petites espèces de ban-

des ou raies noires transversales, qui se trouvent
sur certaines robes, particulièrement aux extrémités ;
alors, on dit zébré de telle extrémité.

Voilà, en général, les particularités différentes
qu'on doit observer dans un signalement, en com-
mençant par désigner le nom, le sexe, l'âge, la
taille, etc.

On reconnaît deux sortes de signalemens : le
simple et le composé : le premier est très-court, et
le but qu'on se propose en le faisant, est de signa-
ler le cheval seulement. Dans le signalement composé, on est obligé d'ajouter tous les détails relatifs
à la conformation, aux marques apparentes d'usures
et d'accidens dont il est atteint ; c'est enfin un exposé de ce qu'est le cheval, de ce qu'il a été, et de
ce qu'il peut devenir par le travail : ce signalement
est très-difficile à faire.

EXEMPLE DE SIGNALEMENT SIMPLE.

Le DARIUS, — hongre, sept ans, taille d'un
mètre   millimètres, bai-doré, en tête
prolongée entre les nazeaux, trois balzanes, dont
une antérieure, herminée hors montoir.

SIGNALEMENT COMPOSÉ.

L'ÉPAMINONDAS, — entier, race Arabe,
propre à la selle, à tous crins, neuf ans, taille d'un
mètre   millimètres à la chaîne, et de
millimètres à la potence ; bai cerise, deux balzanes
postérieures herminées, brillant dans ses allures,
et paraissant avoir beaucoup d'aptitude à la génération ; les extrémités et le corps exempts de marques
apparentes de faiblesse, de tares, et d'usure.

DES PROPORTIONS.

On appelle proportions, les rapports harmonieux d'étendue et de longueur des différentes parties du corps, de manière à offrir un ensemble agréable à l'œil. Bourgelat, en fixant les beautés idéales du cheval de selle, s'est proposé d'offrir un modèle qui puisse servir de règle aux amateurs, bien plutôt qu'il n'a voulu exiger que tout cheval de selle choisi, eût toutes les proportions exactes qu'il a indiquées.

La tête a toujours été prise pour mesure de comparaison, pour s'assurer du rapport et de l'ensemble des parties les unes avec les autres : c'est *(voyez ligne* A) ainsi que trois fois la longueur de cette partie, doit être la même que celle du sommet de la nuque à terre, lorsque le cheval est placé; deux fois et demi du sommet du garot à terre, et autant de la pointe du bras à la pointe de la fesse ; d'où il résulte que la hauteur du corps doit égaler sa longueur. (*Voyez lig.* B). Mais si la première mesure du corps est plus forte que la deuxième, et que l'excès de hauteur provienne des extrémités, cet allongement déterminera, dans la marche, l'action de forger et de s'entre-tailler. Dans ce cas, le cheval n'a pas de dessous et mange rarement bien. Pour que cette conformation fut un défaut moins grand, il faudrait que l'excès de hauteur des extrémités fût compensé par leur largeur et la force des tendons. Lorsque le corps péche par excès de longueur, la faiblesse se trouve dans l'étendue de la colonne vertébrale, mais le plus souvent aux reins ;

le cheval est décousu dans sa conformation, il voûte le dos en marchant, ses réactions sont dures; car sans force, il ne peut y avoir de souplesse dans les mouvemens L'animal qui souffre à porter son cavalier, a nécessairement une progression lente et gênée, et la douleur l'empêche d'être uni et liant. D'après ce que nous disons, la longueur des reins, loin d'annuler les réactions, ne fait qu'augmenter leur faiblesse.

Une longueur de tête, prise de la nuque à l'extrémité des lèvres ; doit égaler la longueur de l'encolure, depuis le sommet du garot jusqu'à la nuque; (*voyez fig.* A [1]) si cette distance est plus grande, l'encolure sera trop longue; la tête sera, par conséquent, trop éloignée du centre de mouvement, pèsera davantage à la main, chargera les extrémités antérieures et causera bientôt leur ruine : si la tête est lourde, avec cela, le mal en sera plus grand ; il en résultera une difficulté et un embarras dans les mouvemens de l'avant-main, qui empêcheront le cheval de rendre aucun service pour la selle. Si, au contraire, l'encolure est longue, et grêle en même tems, l'action de la main sur les barres ne pourra être sûre et empêchera toute espèce d'union, d'ensemble et d'harmonie entre le cavalier et le cheval. De cette disposition naîtra le défaut de s'encapuchonner et de se refuser à toute espèce de mouvement qu'on pourra lui demander.

Si l'encolure a moins d'une tête, elle sera trop courte ; la roideur qui en est la suite, obligera à un appui plus fort sur les barres ; d'où suivra l'insensibilité.

Une longueur de tête doit encore correspondre à la hauteur de l'épaule, de la pointe du coude au sommet du garot, à l'épaisseur du corps de haut en bas et d'un côté à l'autre. (*Voyez fig.* A ^{II} *et* A ^{III}). De l'excès ou du défaut de ces dimensions, résulteront les inconvéniens dont nous avons parlé.

Une mesure de proportion C, qui prend du sommet de la tête, un peu au dessus de la commissure des lèvres, et qu'on peut admettre encore, est celle qui doit exister depuis la croupe jusqu'à la pointe de la fesse. Trop d'allongement dans cette partie peut diminuer la solidité de l'arrière-main, par l'excès de longueur que cela donne au corps; car le coxal fait, sur la colonne, l'effet d'un levier qui tend toujours à l'abaisser ou à l'allonger.

Cette mesure doit être égale, d'un côté à l'autre de la croupe, c'est-à-dire d'une hanche à l'autre; de la hanche à la rotule (*voyez fig.* C ^{I}), de la rotule à la partie moyenne du jarret (*voyez fig.* C ^{II}), à égale distance du pli à la pointe; de là ensuite au sol (*voyez fig.* C ^{III}), en arrière du talon. Si cette mesure est plus longue, le cheval sera haut du derrière; ce qui est la même chose qu'être bas du devant. L'action de forger, les blessures du garot, par l'inclinaison de la colonne dorsale, qui rejettera la selle en avant, en seront le résultat. Le défaut en sera moins grave, si la hauteur de l'arrière-main est moindre que cette mesure; car le devant sera plus élevé, et le cheval sera plus beau et plus sûr dans ses mouvemens.

La mesure dont nous venons de parler doit encore être la même de la gorge à la pointe de l'épaule (*voyez lig.* C ᴵⱽ), et de cette dernière partie au garot. (*Voyez lig.* C ⱽ).

Deux fois la longueur de la tête prise comme ci-dessus, doivent donner la longueur du sommet du garot à la rotule et de la pointe du coude à la hanche. (*Voyez lig.* 2 C).

Deux tiers de la longueur de la tête doivent égaler la largeur du poitrail. Moitié de la longueur de la tête doit être la même que la largeur de l'encolure, prise de la gorge à la crinière (*voyez lig.* D), de la distance horizontale de la pointe des bras à la verticale abaissée du sommet du garot à terre, passant au coude. (*Voyez* D ᴵ).

Il est parfaitement inutile d'étendre les mesures de proportion plus loin, parce qu'on ne peut les saisir qu'à la faveur d'un instrument nommé *hyppomètre*. D'ailleurs, le coup-d'œil et la grande habitude de juger, doivent tenir lieu de mesure et de compas.

DES APLOMBS.

On entend par aplombs dans un cheval, la juste direction de ses membres dans un sens tel, qu'outre les angles que forment les rayons articulaires, ils soient placés de façon qu'une ligne abaissée du garot ou de la croupe à terre, partage certaines parties de ses membres dans certaines portions de leur étendue, en deux parties égales.

En supposant le cheval placé, les quatre extrémités également distribuées autour du centre de gravité, on doit trouver qu'une ligne verticale, abaissée de la pointe de l'épaule à terre, tombe au niveau de la pince ; une autre ligne, prise du sommet du garot sur le sol, doit toucher la pointe du coude et passer en arrière du boulet, à une distance égale à la largeur du tendon et du canon : enfin, une troisième verticale, abaissée du milieu du bras à terre, doit partager l'avant-bras, le genou, le canon et le boulet : les deux parties doivent être plus égales, à partir du genou à terre, que du genou au bras ; parce que les muscles de l'avant-bras, à sa partie antérieure, sont un peu plus volumineux que ceux situés du côté du coude.

Si l'extrémité dépasse cette ligne en avant, le corps paraît trop long ; le cheval pose sur les talons, et a moins de vitesse dans la marche, puisque le degré d'extension des rayons articulaires en avant, est naturellement diminué par cette position : on doit remarquer ici qu'elle est assez naturelle aux chevaux qui ont éprouvé les effets de la fourbure.

Le défaut contraire constitue le cheval sous lui ; toute la masse porte sur les pinces, il est toujours prêt à tomber en avant ; ses allures sont très-raccourcies, et à la moindre fatigue, il peut butter et tomber sur les genoux.

Pour peu que ce défaut soit grave et qu'il s'y joigne de la faiblesse dans les extrémités antérieures, ou un excès de poids dans l'avant-main, ce doit être un motif pour rejeter un pareil cheval. De plus, si le cheval était long-jointé, le mal serait plus grave encore : la neif-ferrure, les atteintes et l'action de forger en seraient les suites inévitables.

Les extrémités postérieures doivent être placées de façon qu'une verticale, abaissée de la hanche à terre, coupe en deux la rotule et vienne tomber à la partie inférieure de la pince. Une autre ligne qui partirait de la pointe de la fesse et tomberait perpendiculairement à terre, doit passer en arrière du jarret, à une distance égale à la largeur du tendon et du canon.

Si la première ligne est trop en avant, le jarret est trop coudé, et dès-lors le cheval est susceptible de forger et de se donner des atteintes.

Si la seconde ligne dépasse la pointe du jarret, le cheval est droit sur cette partie, et les accidens attachés à cette défectuosité sont les mêmes que ceux dont nous avons parlé à l'article des jarrets.

Le cheval étant vu de face, le membre doit être partagé en deux; par une verticale tombant du milieu de l'avant-bras à terre; et dans les extrémités postérieures, le cheval étant vu dans le sens opposé, la même chose doit arriver par une ligne qui, de la jambe, serait abaissée au sol. Le cheval sera panard, ou bien aura les genoux de bœuf, si la jambe de devant se trouve en dedans de la ligne d'aplomb; le même défaut existant aux extrémités postérieures, le cheval sera crochu ou clos du derrière : dans le cas contraire, il sera cagneux des extrémités antérieures et trop ouvert des extrémités postérieures. Nous pensons qu'il est inutile de rappeler ce que nous avons dit de ces divers défauts.

EXAMEN

DU

CHEVAL EXPOSÉ EN VENTE.

Pour choisir, avec discernement, un bon cheval, on le soumet à trois épreuves successives : 1.º Examen dans le repos ; 2.º dans l'exercice ; 3.º en l'appliquant au genre de travail auquel il est destiné. L'examen dans le repos a pour objet de considérer, avec attention, toutes les régions du corps, afin de s'assurer de leur intégrité et de leur belle conformation ; il se termine par l'attention importante de voir si l'animal est bien placé, et s'il présente un caractère d'énergie et de force, sans lesquelles les formes les plus élégantes ne constituent qu'une belle rosse.

Pour faire un examen méthodique du cheval, dans le repos, on suit l'ordre adopté dans la description, et on fixe plus particulièrement son attention sur les organes les plus intéressans pour la conservation de l'animal, ou ceux qui contribuent le plus puissamment au développement de ses forces.

L'examen dans l'exercice n'est pas moins important que le premier ; souvent on s'aperçoit que l'animal a des tares et des maladies qui avaient échappé dans le premier examen.

Dans le principe, on fait marcher au pas, puis au trot, ensuite au galop ; si le cheval, soumis à la deuxième épreuve, est bien placé et d'aplomb; si, au moment du départ, il fait un appui franc sur ses jarrets; si les mouvemens des reins sont francs; si ceux de la croupe et des jarrets se soutiennent, ne se bercent et ne vacillent point; si le pas est libre et soutenu, si le cheval embrasse le terrain avec franchise et énergie; si le trot est allongé, égal; si l'animal s'arrête avec facilité, s'il change librement d'allure, s'il tourne, s'il recule, lorsqu'on lui imprime ces mouvemens; si, dans toutes ses actions, les quatre extrémités montrent la même souplesse, la même force, la même régularité et la même énergie, on juge que l'animal qui soutient cette deuxième épreuve, est solide et bon. Si, au contraire, le pas est restreint et embarrassé; si l'animal précipite ce mouvement d'un membre plus que celui d'un autre membre; si le trot est décousu et désuni; si les jarrets sont vacillans, et si la croupe et les reins s'inclinent à droite ou à gauche; si l'animal refuse de reculer, s'il s'arrête avec peine, ou s'il emporte, au moment qu'on lui marque le tems d'arrêt: l'animal est faible, sans force et sans énergie; et doit être rejeté.

C'est dans le troisième tems d'examen qu'on reconnaît si l'animal est boiteux ou non, et s'il est régulier dans sa marche. Le plus grand nombre des acheteurs se contente de faire trotter l'animal pour juger de ses moyens : cette méthode exige plus d'habitude, et lorsqu'on n'a pas le coup-d'œil juste et exercé, on est exposé à se tromper.

Le troisième examen n'est pas moins nécessaire que les deux premiers; il a pour but de s'assurer

si l'animal qu'on achète est propre au service auquel
on le destine. En effet, il ne suffit pas de choisir un
beau cheval, il faut aussi s'assurer si l'animal n'est
pas vicieux, s'il n'a pas d'habitude nuisible qui l'empêche d'être employé ; si le cheval se laisse couvrir
du harnais, s'il paraît rassuré au moment où on le
fixe au char ou à la voiture, et lorsqu'on lui lève
les pieds ; s'il permet qu'on lui mette la selle ; s'il
se laisse monter sans aucune défense ; s'il obéit aux
diverses impressions que le cavalier ou le cocher
lui transmet ; s'il est aussi prompt à s'arrêter qu'à
partir, s'il tourne avec facilité, si les objets qu'on
lui présente ne l'effraient point, s'il les fixe d'un regard assuré, s'il s'avance sur eux au moindre signal,
s'il soutient les efforts pour subjuguer le fardeau
qu'on lui donne à transporter. Un tel animal qui
aura supporté ces trois épreuves, et qui, du reste,
sera doué des beautés requises, ne pourra que faire
honneur à celui qui en aura fait le choix, tandis que
celui qui s'y refuse est malade ou faible.

DU TIC.

On appelle tic, un mouvement involontaire ou
une sorte de maladie convulsive qui attaque le cheval.

On en reconnaît de plusieurs espèces : le tic sur
la mangeoire, le tic en l'air et sur la longe, le tic
de l'ours et le tic rongeur.

Dans le premier, le cheval saisit la mangeoire
avec les dents, (soit qu'il mange ou qu'il soit en
repos), s'appuie sur cette partie et opère une espèce
de mouvement d'ascension des substances contenues
dans l'œsophage, lequel est suivi d'un bruit occa-

sionné par l'air qui s'échappe par suite de cette action.

Ce tic est facile à reconnaître à l'usure des dents de pince ; ses inconvéniens ont été détaillés à l'article de la dentition, page 31.

Dans le tic en l'air, le cheval lève la tête et paraît vouloir attirer, par le mouvement des lèvres, une portion du fluide qu'il respire : ce tic, ainsi que celui qui se fait sur la longe, n'est apercevable que dans l'action ; du reste, il présente peu d'inconvéniens.

Le tic de l'ours, se dit du cheval qui se balance alternativement comme l'ours ; c'est ordinairement un signe de douleur habituelle.

Le tic rongeur est souvent cause d'empoisonnement, parce que l'animal qui en est atteint est porté à manger les corps qui l'entourent, quelle que soit leur nature.

IDÉES

SUR LES RUSES EMPLOYÉES PAR LES

MAQUIGNONS.

On ne doit pas acheter un cheval couvert de ses harnais, sans avoir soin d'examiner toutes les parties qui en sont recouvertes : toutes les fois qu'on vous présente un cheval auquel on n'aura pas fait les poils des extrémités et des oreilles, vous devez vous en défier et regarder cela comme une couverture qui sert à cacher quelques maladies ; par exemple : les eaux aux jambes. Quand un animal s'agite à votre approche, et que le vendeur détourne vos yeux de dessus une partie, en tàchant de vous fixer l'attention sur une qui est bien conformée, vous devez vous en défier.

Quand un animal est sans vigueur, ils introduisent du gingembre dans l'anus ; alors il s'agite, il se tourmente, se roidit la queue, et en même tems, il tremble ; ensuite l'animal fait des efforts pour fienter.

Quand un cheval est aveugle, on tàche de vous le vendre dans un coin où vous n'êtes pas à même de bien voir et de bien examiner la vue : les marchands le tourmentent, soit en l'appelant à haute voix, soit enfin par le moyen des rènes ; puis ils font une blessure à l'œil, et disent qu'il ne voit pas, parce que le domestique lui a donné un coup, par mégarde.

Quand il y a carie des dents, des marques artificielles, ou quelques maladies, ils mettent dans la bouche des substances qui excitent la salivation et dérobent ces défauts.

Quand un cheval est sourd, le marchand tàche de l'agiter sans cesse : mais l'animal est inquiet et regarde de côté pour voir si on ne vient point le chàtier ; ensuite les conques des oreilles sont dans l'inaction.

Quand il y a quelques fistules, ils ont soin de nettoyer le foyer purulent ; puis ils le masquent, soit par les harnais, s'il est possible, soit par toute autre chose qui, quelquefois, semblerait embellir l'animal, ou enfin, ils ferment la bouche de l'ulcère par quelque substance glutineuse ou graisseuse.

8

Quand un cheval est poussif, le maître le tient dans un exercice modéré, et en pareil cas, comme dans tous ceux rédhibitoires, le cheval est présenté en vente par un homme sans honneur et auquel il n'appartient pas ; alors, si vous en faites acquisition, vous ne pouvez l'attaquer, 1.° parce qu'il ne saurait vous payer ; 2.° parce qu'il vous est inconnu. On doit encore bien faire attention à cette circonstance ; car, dans un autre cas, le cheval peut avoir été volé, et si on le reconnaissait dans vos mains, cela pourrait vous mettre dans un grand embarras, vu que vous ne sauriez ni montrer, ni nommer la personne qui vous l'a vendu.

Quand on vous présente un cheval qui a de la boue ou toute autre matière attachée, sur-tout aux pieds ou aux jarrets, vous devez regarder ces endroits comme étant le siége d'une maladie, d'une exostose, par exemple.

Quand un cheval a la taupe, il ne se laisse point approcher, de même que quand on a rapproché les oreilles par un point de suture entre leur base et le toupet ; quelquefois aussi, pour appareiller les chevaux, ils font des taches accidentelles ou changent toute la nuance de la robe, en y mettant quelques substances propres à cela ; mais il est facile de s'en apercevoir.

DES CAS RÉDHIBITOIRES.

La connaissance des lois concernant le commerce des animaux, porte le nom de *Jurisprudence vétérinaire*. Quelques-unes de ces lois sont écrites et se trouvent sur le Code civil. D'autres qui ne le sont pas, se nomment coutumes, usages.

TABLEAU

Coutumes suivies dans beaucoup de Provinces et de Départemens de la France, à l'égard des cas Rédhibitoires.

NOMS C-DEVANT PROVINCES.	NOMS DES DÉPARTEMENS.	MALADIES RÉDHIBITOIRES.	DURÉE DE LA GARANTIE.
DE FRANCE.......	SEINE, SEINE ET OISE, OISE, AISNE, et SEINE ET MARNE.	Morve, pousse, courbature, l'immobilité, le cornage ou sifflage, la claudication de vieux mal, si l'animal n'était pas boiteux au moment de la vente, le tic non apercevable à l'usure des dents....................	Neuf jours.
IS..............	PAS-DE-CALAIS..............	Morve, pousse, courbature, cornage ou sifflage.........	Quarante jours.
RESIS...........	NORD......................	Morve, pousse, courbature, le cheval gris qui mord et qui rue..	Quarante jours.
AINE...........	MEUSE, MOSELLE, MEURTHE et VOSGES....................	Morve, pousse et courbature...........................	Quarante jours.
PAGNE	HAUTE-MARNE, MARNE, AUBE et ARDENNES.................	Morve, pousse et courbature...........................	Huit jours.
GOGNE	YONNE, CÔTE-D'OR, SAÔNE ET LOIRE, et une partie de celui de l'AIN....................	Morve, pousse et courbature...........................	Huit jours.
BONNAIS........	ALLIER....................	Morve, pousse et courbature...........................	Huit jours.
I..............	INDRE ET CHER.............	Morve, pousse et courbature...........................	Neuf jours.
ANAIS.........	LOIRET, EURE ET LOIRE, et LOIRE ET CHER...............	Morve, pousse et courbature...........................	Quarante jours.
MANDIE........	CALVADOS, EURE, ORNE, MANCHE et SEINE INFÉRIEURE.....	Morve, pousse, courbature, cornage ou sifflage........	Trente jours.
AGNE.........	FINISTÈRE, CÔTES-DU-NORD, ISLE-ET-VILAINE, MORBIHAN et LOIRE-INFÉRIEURE......	Morve, pousse, courbature et farcin...................	Quinze jours.
HE.........	MEUSE et HAUTE VIENNE.	Morve, pousse et courbature...........................	Neuf jours.
E..........	SARTHE et MAYENNE.........	Morve, pousse et courbature...........................	Neuf jours.
U..........	MAYENNE et LOIRE..........	Morve, pousse et le tic...............................	Neuf jours.
NAIS........	RHÔNE et LOIRE............	Morve, pousse, courbature et le tic...................	Neuf jours.
SE........	L'AIN.....................	Morve, pousse, courbature et épilepsie................	Neuf jours.
RGNE........	PUY-DE-DÔME et CANTAL.....	Morve, pousse, courbature et cornage..................	Quarante jours: mais l'action doit être intentée dans les trois jours.
OGNE........	LANDES, GERS, HAUTE-PYRÉNÉES et ARIÈGE............	Morve, pousse et fluxion périodique...................	Quarante jours.
RRE........	Parties des HAUTES-PYRÉNÉES.	Morve, courbature, pousse et fluxion périodique........	Quarante jours pour les premières maladies, 30 jours pour la fluxion périodique, et 9 jours pour la pousse.
GNAC.......	GERS......................	Morve, pousse, courbature, fluxion périodique et le tic..	Quarante jours.
ORD.......	DORDOGNE..................	Morve, pousse et courbature...........................	Neuf jours.
N.......	Parties des BASSES-PYRÉNÉES..	Morve, pousse et fluxion périodique, connue dans le pays sous le nom de tour-de-lune.....................	Neuf jours pour les deux premières maladies, et quarante jours pour la fluxion périodique.
UEDOC.......	HÉRAULT, AUDE, TARN, HAUTE-GARONNE, LOZÈRE, ARDÈCHE et partie de la HAUTE-LOIRE..	Morve, pousse, courbature et fluxion périodique........	Quarante jours.
SILLON......	PYRÉNÉES-ORIENTALES.......	Morve, pousse et fluxion périodique...................	Quarante jours.
PHINÉ......	HAUTES-ALPES, DROME et ISÈRE.	Morve, pousse et courbature...........................	Neuf jours.
VENCE......	BASSES-ALPES, VAR, BOUCHES-DU-RHÔNE et partie de celui de VAUCLUSE.............	Morve, pousse et courbature...........................	Neuf jours.
TAT VENAISSIN...	VAUCLUSE..................	Morve, pousse et courbature...........................	Quarante jours.
CHE-COMTÉ......	HAUTE-SAÔNE, JURA ET DOUBS.	Morve, pousse et courbature...........................	Quarante jours.

ez, pour de plus longs détails, le Tableau sur les cas rédhibitoires, par Mr Gohier, professeur à l'école vétérinaire de Lyon.

On nomme cas *rédhibitoires*, l'état d'un animal vendu, ayant des maladies qui, ne pouvant être reconnues de suite, mettent l'acquéreur dans la position, d'après les lois ou coutumes existantes, de forcer le vendeur à reprendre l'animal, en lui en restituant le prix.

Tous les défauts extérieurs pouvant être reconnus par l'acheteur, ne peuvent rentrer dans les cas rédhibitoires, à moins que ce ne soit par stipulation particulière.

Un cheval n'est plus dans le cas rédhibitoire, quand le tems fixé, suivant la coutume, est expiré. Un cheval vendu à l'enchère, celui qui vient d'un écarisseur, les chevaux de réforme, un cheval qui coûte moins de cinquante francs, sont bien dûment à celui qui les achète, sans qu'il puisse avoir aucun recours contre le vendeur.

Il y a deux circonstances qui rentrent dans les cas rédhibitoires; ce sont les maladies *contagieuses* et celles qui ont des symptômes *cachés*. On doit, pour cela, s'en rapporter aux articles suivans du Code civil, ainsi conçus :

ART. 1641.

« Le vendeur est tenu de la garantie, à raison
» des défauts cachés de la chose vendue, qui la
» rendent impropre à l'usage auquel on la destine,
» ou qui diminuent tellement cet usage, que l'ache-
» teur ne l'aurait pas acquise, ou n'en aurait donné
» qu'un moindre prix, s'il les avait connus.

ART. 1642.

» Le vendeur n'est pas tenu des vices apparens

» et dont l'acheteur a pu se convaincre lui-même.

ART. 1643.

» Il est tenu des vices cachés, quand même il ne
» les aurait pas connus, à moins que, dans ce cas,
» il n'ait stipulé qu'il ne sera obligé à aucune ga-
» rantie.

ART. 1644.

» Dans le cas des art. 1641 et 1643, l'acheteur
» a le choix de rendre la chose et de se faire resti-
» tuer le prix, ou de garder la chose et de se faire
» rendre une partie du prix, telle qu'elle sera arbi-
» trée par experts.

ART. 1645.

» Si le vendeur connaissait les vices de la chose,
» il est tenu, outre la restitution du prix qu'il en
» a reçu, de tous les dommages et intérêts envers
» l'acheteur.

ART. 1646.

» Si le vendeur ignorait les vices de la chose, il
» ne sera tenu qu'à la restitution du prix, et à rem-
» bourser à l'acquéreur les frais occasionnés par la
» vente.

ART. 1647.

» Si la chose qui avait des vices a péri, par suite
» de sa mauvaise qualité, la perte est pour le ven-
» deur, qui sera tenu envers l'acheteur à la resti-
» tution du prix, et aux autres dédommagemens
» expliqués dans les deux articles précédens.

» Mais la perte arrivée par cas fortuit, sera
» pour le compte de l'acheteur.

ART. 1648.

» L'action résultant des vices rédhibitoires doit
» être intentée par l'acquéreur, dans un bref délai,
» suivant la nature des vices rédhibitoires, et l'usage
» du lieu où la vente a été faite.

ART. 1649.

» Elle n'a pas lieu dans les ventes faites par
» autorité de justice. »

DE LA GARANTIE.

On appelle garantie, des conventions établies
entre le vendeur et l'acheteur, qui font que le premier assure que le cheval qu'il vend lui appartient,
et qu'il le garantit de tout cas rédhibitoire, suivant
telle ou telle coutume. Il y a deux sortes de garan-
ties, la naturelle et la conventionnelle : la première
résulte de l'exécution des lois, de la coutume ou de
l'usage du lieu où s'est passé le marché.

La seconde comprend tout ce qu'on veut; c'est-
à-dire, que si j'achète un cheval, que je soupçonne
être attaqué d'une maladie non rédhibitoire, par la
loi ou la coutume, j'exige du vendeur une garantie
de cette maladie, par écrit ou par témoins.

Les maladies considérées comme rédhibitoires,
outre les maladies contagieuses, sont la pousse, la
morve et la courbature.

Pour donner une idée des coutumes suivies en
France, dans la plupart de ses provinces, on a cru
nécessaire de les retracer dans le tableau ci-contre.

DES CLAUDICATIONS ET BOITERIES.

Les claudications se décèlent par des positions

ou des mouvemens auxquels l'animal est déterminé machinalement, pour s'épargner la douleur tout entière, ou la réduire au moindre degré possible. Il y a plusieurs degrés dans l'action de boiter. Si le membre boiteux porte le corps seulement avec un peu moins de franchise que dans la santé, on dit que le *cheval feint;* si le membre n'est capable de soutenir qu'une très-petite partie de la masse, c'est ce qu'on appelle *boiter tout bas;* enfin, si la douleur très-vive empêche totalement un membre d'appuyer sur le sol, on dit que l'*animal marche à trois jambes.*

Les claudications sont fréquentes, sur-tout dans les chevaux de selle. Cette matière est du nombre des choses les plus difficiles de l'hyppiatrique, quand le siége du mal ne se montre pas clairement par des plaies, des tumeurs, des fractures, des luxations et une douleur provoquée par le tact; un esprit juste, joint à un coup-d'œil rapide et à des occasions multipliées de voir les chevaux boiteux, peut seul procurer le talent de prononcer sans tâtonnement, qu'un cheval est boiteux, de quel membre il boite et quel est le siége du mal : encore est-il des cas très-difficiles pour les personnes qui se sont le plus occupées de cet objet. Nous allons tâcher d'établir des principes pour applanir une partie des difficultés.

EXAMEN

D'UN CHEVAL BOITEUX,

DANS LE REPOS ET DANS LA STATION.

LE cheval boiteux soulage le membre souffrant, en chargeant les membres sains de tout le poids du corps, et en portant le membre douloureux en arrière, mais le plus souvent en avant : ce que les maquignons appellent montrer le chemin de *Saint-Jacques*. Si on mesure le membre malade dans une attitude où il ne soit ni plus en avant, ni plus en arrière que son pareil, il paraît avoir plus de longueur ; parce qu'une plus grande partie du corps étant renvoyée sur le membre sain, ferme dans celui-ci les angles des pièces articulées, et permet que les angles du membre malade aient une plus grande ouverture : par la même raison, quand c'est le membre postérieur qui est douloureux, et qu'il supporte une légère partie du corps, la hanche à laquelle il appartient est plus éloignée que l'autre ; elle est plus basse, si le membre est dans un complet relâchement.

Dans la plupart des claudications, sur-tout dans celles qui ne sont pas anciennes, on découvre le siége du mal, en touchant successivement tous les points des membres ; on reconnaît le point affecté, en ce qu'il y a une chaleur et une douleur proportionnées au degré de lésion.

Cependant, l'animal fait quelquefois un mouvement par crainte. Il est aussi des parties naturellement sensibles, dans lesquelles une pression un peu forte peut faire naître une douleur qui n'y aurait pas existé auparavant ; telles sont les parties du tendon, près des os sésamoïdes, et les parties latérales de la couronne.

Si l'animal souffre des deux membres de devant, il les soulage tour-à-tour ; mais son appui est toujours moins long sur le membre qui est le plus affecté. Dans le cas des deux membres antérieurs boiteux, les deux postérieurs se portent plus en avant, s'engagent plus sous le centre de gravité, et la tête est haute, pour diminuer la charge que les parties souffrantes sont forcées de soutenir ; c'est le contraire, si les membres postérieurs sont boiteux.

EXAMEN

D'UN CHEVAL BOITEUX,

DANS LA MARCHE.

Si le siége du mal ne se reconnaît pas assez dans la station, on fait marcher le cheval au pas ou au trot. Il soulage de même le membre souffrant, en lui faisant porter le corps le moins, et le plus vîte possible.

L'irrégularité ne se faisant bien connaître que dans la marche, il est facile de l'apercevoir, mais difficile d'en assigner le siége. Pour bien saisir ce qui va suivre, il faut se rappeler qu'on distingue quatre tems dans la part que chaque membre prend à l'allure ; d'abord, le membre se lève : c'est le *lever;* 2.e le pied étant levé, il parcourt une ligne à peu près parallèle au sol : c'est le *soutien;* 3.e le pied se rapproche de terre et la touche, c'est le *poser;* 4.e enfin, dès que le pied a touché le sol, le corps commence à se porter sur le membre, et s'y porte de plus en plus, jusqu'à ce qu'il se relève de nouveau : ce dernier tems est l'*appui.* Ces tems sont égaux dans l'allure régulière. Dans le membre boiteux, le *lever* est plus prompt, le *soutien* plus long : le membre est roide dans le *soutien;* le *poser* est ménagé et plus tardif; l'*appui* est incertain, et d'autant plus court, que la douleur est plus violente. Au contraire, le membre opposé fait son appui le plus long possible, et les autres tems plus courts : il embrasse aussi moins de terrain. La tête s'élève dans l'instant où le membre malade s'appuie ; c'est ce que la plupart des amateurs appellent *boiter de l'oreille.* Le corps se jette sur les autres membres, et sur-tout sur le bipède opposé, et si la douleur empêche l'appui du pied souffrant, l'animal s'enlève, fait un saut qui résulte de la promptitude que l'extrémité saine met à soulager celle qui est boiteuse : l'action de *tourner-court* sur le membre boiteux est aussi très-pénible.

Voilà les moyens généraux pour reconnaître, dans la marche, quel est le membre boiteux : il y en a encore qui feront distinguer si c'est un membre de devant ou un membre de derrière; si c'est le droit ou le gauche. C'est un membre de devant, si le cheval porte la tête haute ; ce qu'il fait pour soulager son devant, en renvoyant la masse sur le derrière : il avance davantage les extrémités postérieures plus sous le corps, pour soulager celles de devant.

Dans le cas où le cheval boite d'un pied de derrière, il soulage le pied malade dans la marche, au moment où le pied appuie, en abaissant la tête et rejetant la masse sur le pied de devant. L'appui du pied malade est toujours accompagné d'un abaissement subit de la croupe, pour éviter que le membre ne porte sa part du poids du corps : le cheval rejette aussi son corps sur le côté sain ; ce qui indique si c'est le membre droit ou gauche qui est souffrant.

Si le cheval porte la tête basse, si les membres antérieurs sont portés en arrière de beaucoup sous le corps, ce sont les membres postérieurs qui sont affectés.

Si la claudication est extrêmement légère, elle peut, malgré ces attentions, échapper à l'œil de l'observateur ; il faut, pour en augmenter les indices, faire trotter rapidement le cheval en main, sur le pavé, et le tenir seulement au bout des rênes du bridon : si ce moyen ne suffit pas, on fait trotter sur une piste circulaire, ayant soin de changer de main au bout de cinq ou six minutes, et comparer ensuite le mouvement des membres dans ces deux situations. L'animal paraîtra droit ou moins boiteux, tant que le membre malade sera en dehors du cercle ; mais il boitera plus sensiblement, lorsqu'il sera en dedans, et d'autant plus que le cercle sera moins grand.

Après avoir reconnu de quel membre le cheval boite, on cherchera quel est le point où le mal a son siége : le plus souvent c'est au pied qu'il existe. On en sera convaincu, s'il y a chaleur, douleur, et sur-tout si l'animal étant déferré, témoigne de la sensibilité, lorsqu'on le lui pince avec les tricoises.

Il ne faut cependant pas toujours conclure de l'absence de ces symptômes, que la claudication ait son siége, soit à l'épaule, soit à la cuisse ou à la hanche ; l'expérience prouve tous les jours que les plus habiles connaisseurs peuvent se tromper dans leurs jugemens ; rien n'étant plus difficile que de reconnaître, d'une manière positive, le siége de certaines claudications.

On ne peut, au reste, trop insister sur la nécessité d'examiner, avec l'attention la plus scrupuleuse, le pied d'un cheval qui boite.

TROISIÈME PARTIE.

EXPOSÉ

DE QUELQUES RÈGLES

D'HYGIÈNE.

Les Règles d'Hygiène que nous établissons, ont pour but de conserver le cheval en santé, et de le préserver de maladies : on parvient à ce double résultat, par l'usage modéré des choses qui servent à entretenir l'action des forces de la vie.

DU FOIN, DE LA PAILLE, DE L'AVOINE ET DU SON.

LES alimens qui composent la nourriture habituelle du cheval, sont : le foin, la paille, l'avoine et le son.

DU FOIN.

LE foin est un amas de plantes qui naissent dans les prairies, et qui, par conséquent, varie en qualité, comme ces mêmes prairies : ces plantes, après

avoir été coupées encore vertes, sont séchées au
soleil, ramassées, mises à couvert et à l'abri de
l'humidité.

CARACTÈRES DISTINCTIFS DU BON FOIN.

Le foin varie dans sa qualité et dans son espèce,
suivant le lieu où il croît ; mais le bon foin porte
avec lui des caractères physiques auxquels il n'est
guères possible de se méprendre : couleur légèrement verte ou au moins tirant sur celle de la feuille
qui meurt ; tiges minces, déliées, souples, difficiles
à casser, garnies, autant que possible, de leurs
feuilles et de leurs fleurs ; odeur agréable, et légèrement aromatique ; saveur douce et plus ou moins
sucrée, mais ne laissant, dans aucun cas, une impression aigre et acerbe. Il doit être sec, sans être
cassant, sans aucune moiteur, si ce n'est lorsqu'il
jette son feu. Le foin nouveau, pendant les premiers jours, s'échauffe et contracte, par cette légère fermentation, une espèce de sueur qui se dissipe
sans l'endommager. Il serait alors dangereux de le
donner, car il est météorisé ; c'est-à-dire, qu'il
gonfle souvent au point de causer la mort. C'est pour
cette raison que, dans les magasins de l'état, il est
défendu de servir la cavalerie, en foins de l'année,
avant le premier septembre.

CARACTÈRES DISTINCTIFS DU MAUVAIS FOIN.

On fait deux distinctions des mauvais fourrages :
1.° Ceux qui sont composés essentiellement des
plantes qui ne jouissent pas de propriétés nutritives,
et qui ne peuvent produire que l'épuisement de l'a-

nimal qui s'en nourrit ; 2.° ceux qui contiennent
de bonnes plantes, mais qui sont mélangées d'une
certaine quantité de végétaux àcres et vénéneux, qui,
introduits dans l'estomac, troublent ses fonctions et
causent des indigestions quelquefois mortelles.

Le foin .de mauvaise qualité de la première sorte,
se reconnaît à ses tiges et à ses feuilles grossières,
dures, coriaces et ligneuses ; il a souvent une teinte
d'un vert très-foncé, et sur-tout il n'a point d'odeur;
sa saveur est fade et aqueuse : conservé sur la langue,
et soumis à la mastication, il ne laisse aucune impression, ni douce, ni sucrée.

Le foin de mauvaise qualité de la seconde sorte,
c'est-à-dire, celui qui contient des plantes vénéneuses
et nuisibles, telles que les renoncules, les ciguës,
etc., se distingue à son odeur nauséabonde, et sur-
tout à sa saveur àcre et brûlante.

En général, le foin de mauvaise qualité, eu égard
à la nature des plantes, est celui qu'on obtient des
prairies basses, humides, marécageuses, où domine
la famille des joncs, roseaux, les laiches ; plantes
dures, grossières, qui ne font que surcharger inu-
tilement les organes digestifs et causer des maladies
aux chevaux. Ce mauvais fourrage ne borne pas là
ses funestes effets ; car, lorsqu'aux plantes qui
viennent d'être nommées, se joignent celles des fa-
milles de renonculacées, des ciguës, qui portent
toutes, plus ou moins, des qualités vénéneuses, et
qui croissent abondamment dans les terres basses et
marécageuses, ce n'est plus un mauvais aliment,
mais un poison qui est offert aux chevaux.

Il ne suffit point, pour que le foin soit une nourriture bonne et saine, qu'il soit dégagé des mauvaises plantes qui altèrent sa qualité, et en font un aliment nuisible à la santé et à la conservation des chevaux. Les foins, même les meilleurs, sont sujets à plusieurs modes d'altération. On sait que la coupe, la fanaison, la fermentation et l'engrangement des foins influent beaucoup sur leurs bonnes ou mauvaises qualités ; tels sont ceux qu'une trop forte dessication, une exposition trop longue au soleil, une coupe tardive, un emmagasinement pendant plusieurs années, (*passé dix-huit mois, ou tout au plus deux ans, le foin n'est plus qu'une mauvaise nourriture*), ont rendu secs, cassans et dépouillés de toute substance nutritive ; ceux que des pluies ou un tems humide, pendant la récolte, une dessication complète, l'engrangement dans un lieu humide, l'exposition aux injures du tems, ont rendu échauffés, poudreux et moisis : on les reconnaît à leur odeur forte et nauséabonde, à leur saveur désagréable, à leur couleur d'une teinte noire ; ceux que les débordemens des rivières ont enveloppés d'une couche de matière terreuse, de la couleur de la vase : alors le foin est sec, cassant, décoloré, incrusté de terre.

La *neuille* est une maladie qui attaque les tiges des graminées : on l'appelle, en agriculture, *charbon, carie,* ou *nielle.*

Tous les foins qui portent avec eux les différens caractères qu'on vient d'indiquer, fussent-ils d'ailleurs, quant à la nature des plantes, d'une bonne qualité, doivent être rejetés, comme avariés et nuisibles à la santé des chevaux.

DES DIFFÉRENTES QUALITÉS DU FOIN.

Le foin se divise en première, seconde et troisième qualités.

Les prairies élevées fournissent la première; les prairies moyennes, la seconde, et les prairies basses, la troisième.

Les magasins de l'état sont ordinairement approvisionnés de foin de deuxième qualité; celui de troisième n'est bon que pour le bétail.

DES PRAIRIES ARTIFICIELLES.

Il existe encore une espèce de prairies nommées prairies artificielles, dont les produits sont la luzerne, le sainfoin et le trèfle. Les deux premiers peuvent, sans inconvéniens, remplacer le foin; mais il faut, autant que possible, qu'ils soient mélangés : ils constituent alors une bonne nourriture. A l'égard du trèfle, il ne peut, dans aucun cas, être donné seul; quand on est forcé de l'employer, on doit toujours le mélanger avec d'autres fourrages, dans lesquels il ne doit entrer que pour un quart, ou pour un tiers au plus.

DE LA PAILLE.

La paille à fournir aux chevaux doit être de froment. On reconnaît la bonne paille aux caractères suivans' : les tuyaux sont minces et flexibles; ils conservent leurs feuilles; leur couleur et d'un blanc

d'eau commune, et une partie d'*oxide de manganèse bien pulvérisé* : en prenant pour exemple une écurie de quarante-quatre pieds de longueur, sur dix-huit pieds de largeur et onze pieds de hauteur ; les proportions seront de 12 onces, de *muriate de soude*, (sel de cuisine), six onces d'*acide sulphurique* , six onces d'*eau*, et trois onces d'*oxyde de manganèse*.

 Le tout sera mis dans un vase de terre cuite, que l'on placera sur un fourneau et qu'on chauffera très-lentement. Le vase employé aura une capacité plus que double de celle que nécessitera le contenu, afin que la matière, en se boursoufflant, ne s'échappe point au dehors. Cette opération, qui n'est avantageuse qu'autant qu'elle est bien exécutée, exige avant tout, le mélange, 1.º du sel de cuisine avec l'*oxyde de manganèse;* 2.º de l'*acide sulphurique* avec l'eau. Ainsi on mettra dans le vase, les deux premières substances , et on remuera jusqu'à ce que le mélange soit parfait ; on versera sur l'acide sulphurique la quantité d'eau déterminée, on agitera, et cette liqueur ne sera employée à la fumigation, qu'après le refroidissement. Sans ces diverses précautions, l'opération fournit plus ou moins d'acide muriatique, qui s'annonce par des vapeurs blanches qui s'échappent du vase ; cela a lieu sur-tout lorsqu'on ne met pas d'eau ou qu'on oublie de la mélanger avec l'acide sulphurique qui possède, dans ce cas, plus de force qu'il ne convient.

Ainsi, pour parvenir à la désinfection de toute écurie qui aura recélé des chevaux morveux ou affectés d'autres maladies contagieuses, on commencera par enlever tout ce qu'il y aura de contenu dans l'écurie, et on ouvrira toutes les portes et les fenêtres ; après ces premiers soins on nettoiera et on appropriera le plafond et l'intérieur des écuries ; on lavera ensuite, avec des bouchons de paille, les murs, les auges et les râteliers, jusqu'à ce qu'on ait enlevé toute la malpropreté ; on terminera le lavage, en jetant une certaine quantité d'eau suffisante pour entraîner les matières animales au dehors. Si le sol est raboteux, s'il présente des creux, on le repiquera et on le rétablira suivant les moyens hygiéniques ; mais lorsqu'il est pavé, ou seulement formé d'un terrain dur, incliné et uniforme, il devient inutile d'y porter l'instrument : le lavage seul suffit à la purification.

Le lait de chaux qui sera employé à blanchir les murs, plafonds et râteliers, produira une action qui sera à peu près la même que celle du chlore ; cet enduit alkalin aura le double avantage d'attaquer les matières animales et de contribuer efficacement à la propreté des écuries.

Ces diverses précautions étant bien exécutées, on procédera à l'emploi de la fumigation. A cet effet, l'écurie complètement évacuée, les portes et les fenêtres bien fermées, on mettra en activité l'appareil fumigatoire, et on aura soin de se retirer immédiatement : on rentrera dans l'écurie pour changer le fourneau ou le réchaud de place, afin que les vapeurs s'étendent dans toute l'étendue de l'écurie.

Au bout de vingt-quatre ou même de douze heures, on peut ouvrir les portes et les fenêtres, pour que l'air puisse se renouveler et faire disparaître l'odeur que laisse toujours cette opération.

Dès le lendemain de la désinfection, l'écurie peut être occupée par des chevaux sains, à moins qu'elle n'offre des recoins où l'air ne puisse pas se renouveler, et où l'humidité soit en quelque sorte permanente.

Dans ce cas, il convient de changer et corriger cette humidité par des feux allumés ou par des brasiers faits sur un réchaud ; et pour éviter tout accident, il serait plus avantageux de ne pas mettre de chevaux dans cette partie de l'écurie, où il devient impossible d'établir une circulation d'air.

ARTICLE 2.

DÉSINFECTION DES USTENSILES ET MEUBLES
D'ÉCURIES.

La purification des objets considérés comme meubles ou mobiliers d'écuries, tels que barres, coffre à avoine, fourches, lits, pelles, sous-pentes, cordes et longes diverses, seaux, baquets, petites auges et tinettes, doit varier suivant la composition et la matière de ces mêmes objets. Tout ceux en bois seront lavés à grandes eaux, et ensuite soumis à la fumigation de chlore.

Une dissolution d'une partie de potasse du commerce, sur quinze parties d'eau, servira pour lessiver tous les ustensiles qui portent des ferremens, comme les baquets, auges, seaux et tinettes, dans lesquels on aurait fait boire les chevaux affectés de maladies contagieuses. Ce lessivage fini, on lavera lesdits effets, et on les fera sécher, pour les faire resservir ensuite. Les longes de cuir, les cordes et tous les tissus de laine seront d'abord nettoyés et brossés avec une dissolution de savon vert, dont une partie sur quinze d'eau, et ils seront ensuite lavés à l'eau pure.

ARTICLE 3.

DÉSINFECTION DES EFFETS DE HARNACHEMENT ET DE PANSAGE.

Ces effets très-nombreux comprennent : la selle garnie, la housse, la schabraque, la couverture, la bride, le filet, le bridon, les sangles, etc., et la musette complète. La purification de ces objets peut avoir lieu, sans rien détériorer ni détruire. On se bornera à enlever les panneaux et coussinets ; on épluchera le crin, qu'on fera ensuite bouillir avec les toiles, dans une forte lessive de cendre ; ensuite on les lavera, et étant séchés, on pourra s'en servir de nouveau.

Les objets de métal qu'on pourra démonter, sans rien détruire, comme mors, étriers, etc., seront bien lavés, avec la dissolution de savon vert et à l'eau pure ; ceux des objets qui resteront attachés et fixés, seront purifiés par le même procédé, qui aura lieu aussi pour les peaux et les tissus de laine. Les objets de cuir, de cordes, de chanvre et de crin, seront plongés et fortement lavés et brossés, dans la dissolution de potasse, et puis, dans l'eau commune.

ARTICLE 4.

DÉSINFECTION DES VÊTEMENS.

Les effets d'habillement que portent les hommes, pour soigner les chevaux ; les étrilles, les brosses,

les éponges, le peigne et les époussettes, sont as-
surément les objets qui doivent se charger d'une
plus grande quantité de matière virulente, et exciter
conséquemment une attention plus particulière.

Tous les effets de toile seront fortement lessivés
et lavés ; les tissus en laine et les cuirs seront lavés
et brossés, tant par la dissolution de savon vert,
que dans l'eau pure.

AUTRE MOYEN DE DÉSINFECTION DES ÉCURIES.

Voici un moyen plus prompt et plus facile que le
précédent, et qui pourrait être employé avec succès
à son défaut.

Ouvrir les portes et les fenêtres pour faciliter la
libre circulation de l'air ; pratiquer même des ouvertures, si celles existantes ne suffisent pas.

Après avoir parfaitement nettoyé l'écurie, pratiquer le lavage à grande eau, faire repiquer le sol,
s'il n'est pas uni ou pavé.

Ensuite, faire porter dans l'intérieur de l'écurie,
un réchaud rempli de charbons allumés, sur lequel
on mettra une terrine, à moitié pleine de cendres ;
on posera sur cette cendre une autre terrine ou un
vase large, dans lequel on mettra quatre onces de
sel commun et un peu humide ; on versera dessus
trois onces d'huile de vitriol ; on fermera la porte et
les fenêtres, et on se retirera aussitôt, pour ne pas
respirer la vapeur très-abondante qui se dégage
et remplira bientôt tout le local : on n'ouvrira que
lorsque cette vapeur sera totalement dissipée. **On**
pourra alors y faire entrer les chevaux.

Cette fumigation peut être faite dans un court espace de tems ; il suffira d'ouvrir les portes et les fenêtres, un moment avant que les chevaux rentrent.

On répète que ce moyen de désinfection ne doit
être employé qu'au défaut de celui prescrit par la
circulaire ministérielle.

FIN.

TABLE

DES MATIÈRES

CONTENUES DANS CE VOLUME.

PREMIÈRE PARTIE.

OSTÉOLOGIE.

DU SQUELETTE.

DEUXIÈME PARTIE.

EXTÉRIEUR DU CHEVAL.

DES PARTIES DE L'AVANT-MAIN.

DES PARTIES DU CORPS.

DES PARTIES DE L'ARRIÈRE-MAIN.

DES ROBES.

TROISIÈME PARTIE.

EXPOSÉ DE QUELQUES RÈGLES
D'HYGIÈNE.

FIN DE LA TABLE.

mat ou d'un jaune doré ; ils sont luisans, les épis sont garnis de leurs *balles* ou *calices*. Si la paille est fraîchement battue, son odeur est agréable, sa saveur douce et sucrée. Quelques plantes graminées ou légumineuses se trouvent interposées à la base des tuyaux ; on y trouve aussi le liseron et quelques autres bonnes herbes ; on lui donne, dans ce cas, le nom de paille fourrageuse, et c'est celle qu'on doit préférer pour la nourriture des chevaux.

Il est assez rare que des herbes nuisibles croissent parmi la paille ; néanmoins il serait possible d'en rencontrer dans certains cantons : telle est l'hièble, qui croît dans les terres humides ; l'ivraie, qui abonde dans les années pluvieuses. Ces plantes, sur-tout lorsqu'elles sont garnies de leurs grains, peuvent être très-nuisibles à la santé des chevaux, et on doit sévèrement les proscrire.

ALTÉRATION DES PAILLES.

Une partie des détails fournis à l'article des foins de mauvaise qualité, trouvent ici leur application ; nous ne les reproduirons pas, pour éviter des répétitions inutiles.

Les vieilles pailles sont noires et ont contracté une odeur plus ou moins désagréable ; elles doivent être rejetées des magasins militaires, comme mauvaise nourriture. Les pailles anciennement battues sont la proie des souris et des rats, qui dévorent les parties nutritives et imprègnent ce qu'ils ont dédaigné de leurs émanations dégoûtantes. La paille qui est dans cet état ne peut être que très-nuisible aux chevaux, et elle doit être rigoureusement proscrite.

9

DE L'AVOINE.

CARACTÈRES DISTINCTIFS DE LA BONNE AVOINE.

Il y a de l'avoine de plusieurs espèces : quelle qu'en soit la variété, il faut, pour qu'elle jouisse de la propriété d'un bon aliment, qu'elle soit pesante, qu'elle coule et s'échappe facilement des doigts ; que son écorce soit brillante et lustrée ; qu'elle soit sans odeur bien sensible ; que son amande soit serrée, blanche, et laisse, en l'écrasant dans la bouche, une saveur agréable et farineuse ; qu'elle soit débarrassée de ses balles ou calices ; qu'elle ne soit pas mélangée de mauvaises graines, sur-tout celle de la fausse moutarde ou *sanve*, ou de corps étrangers, *terre*, *plâtras*, *cailloux*, etc., etc.

CARACTÈRES DISTINCTIFS DE LA MAUVAISE AVOINE.

Doit être rejetée des magasins militaires, l'avoine qui serait altérée par un trop fort mélange de graines ; telles que celles de la sanve, du coquelicot, de la jacée, du bluet. Ce mélange, qu'on ne peut pas toujours éviter, et qui tient à la nature du terrain qui a produit l'avoine, s'il excède un dixième, rend l'avoine non recevable. Doit être également rejetée, celle dans laquelle on aurait introduit des corps étrangers, tels que poussière, plâtras, terre, etc., etc. ; celle qui sera altérée par différentes causes, telles que les pluies, l'humidité, l'arrosement dont on use pour la faire enfler. Cette mauvaise avoine offre les signes suivans : elle est chargée de corps étrangers ; son écorce est molle, boursoufflée ou ridée ; d'une couleur éteinte, elle est légère à la main, quoiqu'elle soit volumineuse ; elle est spongieuse, au lieu d'être coulante ; son grain cassé offre une farine noirâtre ; son odeur est forte et désagréable ; elle laisse dans la bouche une impression poudreuse et piquante : l'usage ne peut qu'en être nuisible aux chevaux.

ESPÈCES DE GRAINS DONT L'AVOINE PEUT SUPPORTER LE MÉLANGE.

L'orge, la vesce, la gesse, la besaille, les féverolles, les fèves, le maïs, l'épeautre, les pois, le seigle, peuvent être mélangés avec l'avoine. Toutes ces espèces légumineuses ou graminées, forment un aliment aussi sain que profitable au cheval, moyennant une proportion modérée, qui n'excède jamais de moitié la quantité d'avoine dans la composition de la ration. L'avoine peut aussi souffrir le mélange du fenugrec, du sarrasin, du chenevis, du froment ; mais comme ces semences sont très-échauffantes, elles ne peuvent y entrer que dans une proportion très-faible, et qui n'excède jamais le sixième de la ration.

DU SON.

CARACTÈRES DISTINCTIFS DU SON DE BONNE QUALITÉ.

LE son à donner aux chevaux, doit provenir de la mouture du froment ; il doit être frais et récent, farineux, inodore, et d'une saveur douce.

ALTÉRATION DU SON.

Le son subit des altérations, au bout de trois ou quatre mois au plus de conservation, quelque soin qu'on prenne de le mettre dans un magasin sec et aéré. Le son est échauffé ou aigre, toutes les fois qu'il a subi l'action de la fermentation ; ce qui ne manque jamais d'arriver après le terme de conservation ci-dessus indiqué, et même avant, lorsqu'il est exposé soit à l'humidité, soit à la chaleur, et sur-tout s'il est amoncelé en gros tas. Dans l'état de fermentation, il offre une saveur aigre, et les chevaux le refusent. A cette fermentation, succède bientôt la putridité ; alors, il se boursouffle, se prend en grosses masses, exhale une odeur de pourri, et devient la proie des insectes.

DU SOIN

QUE DOIT APPORTER UN OFFICIER CHARGÉ DE RECEVOIR LES DISTRIBUTIONS.

L'OFFICIER chargé de recevoir une distribution, doit d'abord s'assurer de la qualité des foins, vérifier si les bottes ont le poids voulu, et ensuite s'il n'y a pas de fraude, en faisant ouvrir indistinctement quelques bottes prises au hasard dans le magasin, afin de s'assurer que l'intérieur des bottes est de même qualité que l'extérieur. Il en sera de même pour la paille, quoiqu'en général, il y ait moins à tromper dans cette partie.

Quant à l'avoine, il y faudra apporter la plus

grande attention ; l'expérience prouve tous les jours, combien il est facile de tromper en la délivrant. Après avoir vérifié la capacité de la mesure, on prendra une poignée d'avoine, dans le tas, et on s'assurera si elle a les qualités ci-dessus énoncées, et si elle n'a été soumise à aucune manipulation étrangère. On devra ensuite surveiller, avec une grande attention, l'homme qui remplit la mesure, et sur-tout la manière dont il passe la racloire pour niveler le grain. Il est incroyable ce que le genre d'adresse de ces hommes peut faire perdre sur une distribution un peu considérable, si on n'a pas continuellement les yeux sur eux.

RESSOURCES

EN CAS DE DISETTE OU MANQUE D'AVOINE.

En cas de disette ou manque d'avoine, on peut la remplacer par l'orge, le seigle, le maïs, les pois, les fèves, le lupin, le lotier, la vesce, les lentilles, le blé noir ou sarrasin, le chenevis, la graine de lin : les chevaux s'accommodent plus ou moins de ces différentes substances ; il faut seulement avoir soin de ne donner qu'aux deux tiers de ration, les plus nutritives, et faire macérer dans l'eau, ou concasser celles qui sont trop dures et que les chevaux auraient peine à réduire en pâte.

DES RACINES.

Dans la position où toutes les ressources vien-

draient à manquer , on peut se servir avec succès
de la pomme de terre , du topinambour, de la ca-
rotte, des navets, des raves, de la betterave, etc.

Ces racines ne demandent d'autre préparation
que d'être coupées par morceaux ; il faut avoir soin,
quand on le peut, d'y mélanger une certaine
quantité de sel gris ; cela en relève la saveur et les
fait goûter du cheval : la dose ordinaire est de vingt-
quatre kilogrammes, pour vingt-quatre heures : on
pourrait en donner davantage sans inconvénient.

RÉGIME DU VERT.

La seule différence qui existe entre la nourriture
verte et la nourriture sèche, c'est que la dernière est
privée de son eau de végétation, que ses principes
nutritifs sont plus rapprochés, et qu'ils ont éprouvé
une certaine préparation qui rend l'aliment sec plus
fortifiant et plus tonique. La plante fraîche se trouve,
au contraire, plus chargée de son eau de végétation;
ses principes nutritifs sont bien plus délayés et bien
moins élaborés : le liquide aqueux introduit en
grande quantité dans l'économie animale, par l'appareil digestif, relâche la fibre, diminue sa force
et son énergie.

Le régime absolu du vert doit être administré avec
prudence et circonspection, sur-tout aux chevaux de
guerre qui entrent en campagne ; il est inutile,

même nuisible, à ceux qui sont habitués au sec et qui conservent, à un degré convenable, leur embonpoint et leur santé. Dans un tel état, un changement de régime peut troubler les fonctions et affaiblir l'animal. Du reste, on doit entendre par régime absolu du vert, l'usage exclusif des végétaux frais : cette distinction est importante à faire ; car on a vu des chevaux de guerre soutenir très-bien les fatigues, quoique nourris, partie au sec et partie au vert.

INDICATION DU VERT.

Le vert est utile aux jeunes chevaux, lorsqu'un service pénible les a jetés dans un état de maigreur ; lorsque de longues courses, de grandes déperditions, des alimens mal choisis, durs et grossiers ont fait naître de l'irritation dans divers organes. Il est également indiqué à la suite des maladies inflammatoires, causées par la fatigue, par un régime échauffant, par des alimens secs et irritans. Les chevaux qui sont dégoûtés, qui maigrissent sans causes apparentes, ceux qui ont des vers ; ceux dans lesquels le travail de la dentition se complète, réclament aussi la nourriture verte.

On reconnaît son utilité dans ces diverses circonstances : au crotin sec et brûlé, aux urines rares, à la sécheresse de la peau, à son adhérence, à la couleur du poil, qui est comme brûlé ; à la physionomie triste de l'animal, à sa maigreur, à la sécheresse de sa bouche qui est alors plus ou moins échauffée, au peu d'ampleur du ventre, et sur-tout au désir que le cheval manifeste pour la nourriture verte.

La cure des maladies de la peau, de la gale, des dartres, des maladies vermineuses, est singulièrement aidée par le régime du vert. Les boiteries, les claudications accompagnées de douleurs plus ou moins intenses, cèdent quelquefois à l'usage du vert. Les chevaux fatigués sur leurs membres, qui ont perdu de leurs aplombs, se rétablissent souvent, lorsqu'on les abandonne à eux-mêmes dans les prairies.

CONTRE-INDICATION DU VERT.

Le vert est nuisible aux vieux chevaux, sur-tout si leur digestion est lente, si leur poitrine est faible et si les jambes sont engorgées. Tout animal qui a été affecté d'une maladie chronique, produite par la faiblesse, doit en être privé. Le farcin, la morve, les œdêmes de la poitrine, du ventre, des extrémités ; la tendance à l'hydropisie, les catarrhes anciens, la fausse gourme ; la pousse, les maladies anciennes de poitrine, la courbature, proscrivent impérieusement l'usage du vert.

La distinction du danger et de l'utilité du vert, est de la plus haute importance ; lorsqu'il est contre-indiqué, il développe rapidement la maladie, et lui laisse faire des progrès tels , que les secours de l'art les mieux appliqués deviennent impuissans.

SIGNES DES BONS EFFETS DU VERT.

Quand le vert convient au cheval, la peau s'assouplit, se couvre d'une poussière grasse, résidu de la transpiration augmentée ; les urines coulent en abondance et sont chargées ; l'animal a l'air plus vif, il mange avec plus d'appétit, son ventre est souple, arrondi ; sa fiente, liquide ; les premiers jours devient plus consistante, mieux élaborée ; la force et la vigueur commencent à renaître.

SIGNES DES MAUVAIS EFFETS DU VERT.

Si le vert est nuisible, le cheval reste faible, triste ; son poil est hérissé ; sa peau est sèche, tendue ; la bouche pâle et flasque, les urines sont claires, rares ; le ventre est balonné, tendu ; l'animal mange avec lenteur, ou perd l'appétit ; la mastication est accompagnée d'un bruit aigre ; les jambes et le fourreau s'engorgent ; la fiente est liquide, souvent fétide ; on y distingue les brins d'herbes, tels que l'animal les a pris, nageant dans un liquide de couleur variée. Un cheval qui présente de pareils symptômes, doit être promptement remis à une nourriture sèche, bien choisie, d'une nature fortifiante, à laquelle on peut joindre quelques médicamens toniques et astringens, comme la poudre de gentiane avec le miel, l'oxide de fer ou éthiops martial, à la dose de deux ou trois onces par jour.

MANIÈRE DE DONNER LE VERT.

Le vert se donne ordinairement à l'écurie, du premier mai au premier juin ; pendant ce tems, on ne doit point se relàcher sur le pansage de la main, qui devient d'autant plus nécessaire, que les sécrétions et la transpiration obtiennent un effet plus sensible. Il doit être donné par petites portions, et renouvelé souvent, dans la proportion d'à peu près quatre-vingts livres dans les vingt-quatre heures. Durant son usage, il est très-important d'entretenir les chevaux dans un exercice modéré. Ils doivent être promenés, tous les jours, pendant une heure environ ; il est également nécessaire de les passer souvent à l'eau.

DE L'EAU.

L'EAU est la boisson ordinaire du cheval ; pour être bonne, elle doit être transparente, fraîche et agréable, légère, cuire facilement les légumes, et dissoudre le savon. L'eau la plus pure est celle de pluie, parce qu'elle ne contient aucune matière étrangère en dissolution ; après l'eau de pluie, celles de rivière et de fontaine sont les meilleures. L'eau de puits, moins bonne que les autres, mais dont on fait un fréquent usage, doit être exposée environ une heure à l'air, avant de la donner à boire au cheval ; sans quoi sa trop grande fraîcheur peut occasionner des coliques. On peut corriger sa crudité, en jetant une poignée de son ou de farine dans le baquet qui la contient.

DE
L'EXERCICE ET DU REPOS.

LE cheval a besoin de l'un comme de l'autre, et c'est d'une juste dispensation de ces deux états, que résultent sa santé et sa vigueur.

L'exercice forcé, outre qu'il ruine le cheval, engendre des maladies qui en sont la suite, telles que la courbature et la fourbure. Les maladies de poitrine, la morve et le farcin, se développent ensuite ou compliquent les premières.

Il est à remarquer que la ruine précoce des chevaux, provient presque toujours du travail forcé auquel on les a assujettis, avant l'âge de six ou sept ans; époque où le développement de leur force les rends susceptibles de supporter ce qu'on peut alors exiger d'eux. L'exercice doit être réglé en raison de l'âge, de la force et de la santé de l'animal.

Le repos, de même que l'exercice, devient nuisible; s'il est trop prolongé, il amollit le cheval, lui fait perdre toute vigueur, et le met dans un état de nonchalance et de paresse qui le dégradent. Les maladies intérieures, telles que la morve, le farcin, la grasfondure, les gales spontanées, se déclarent souvent à la suite d'un repos trop long-tems prolongé.

DU PANSAGE DE LA MAIN.

IL n'est point d'animal soumis à la domesticité, auquel le pansage de la main soit plus nécessaire qu'au cheval. La peau de cet animal est plus poreuse que celle d'aucun autre; c'est par cette voie ou par cette multitude innombrable d'ouvertures, que s'échappe l'humeur de la transpiration, et que le sang se débarrasse des principes qui lui sont nuisibles. Lorsque la transpiration se fait bien, l'animal est rarement malade ; on a même avancé qu'il ne l'était jamais.

Par son effet, le pansage de la main stimule les pores de la peau, facilite leurs fonctions, donne au cheval un air de vigueur et de santé, que celui qui est mal pansé ne peut avoir, indépendamment de ce qu'il est exposé à un nombre infini de maladies, telles que les dartres, la gale, etc.

Enumérer les effets du pansage, c'est rappeler de quoi se compose la musette complète : l'étrille, la brosse, l'époussette, le peigne, l'éponge, les ciseaux pour faire les crins, et le bouchon qui est non moins essentiel que ces premiers ustensiles ; car il absorbe non-seulement la poussière et la crasse, mais encore il stimule les pores exhalans, et donne le luisant aux poils.

Chacun connaît la manière de se servir des effets de pansage et du but qu'on se propose en les employant. On doit avoir soin d'étriller bien à fond ; car ce n'est qu'autant que les poils sont bien divisés, que le bouchon et la brosse produisent un bon effet. Une attention particulière que l'on doit avoir, c'est de recommander aux cavaliers, sur-tout à ceux qui ne sont pas encore habitués aux chevaux, de ne jamais se servir de l'étrille, dans les endroits où la chair est près des os ; elle doit être remplacée par le bouchon et la brosse, ainsi que dans ceux où l'animal a été blessé, et où il est sensible.

PRÉCAUTIONS A PRENDRE
EN CAS D'ÉPIZOOTIES
ET DE MALADIES CONTAGIEUSES.

LES symptômes de ces maladies se confondent presque toujours avec ceux de l'esquinancie, de l'inflammation du poumon, du charbon et du vertige ; elles portent assez généralement leurs effets sur les organes de la digestion ou sur le cerveau.

Les maladies, considérées comme étant contagieuses dans le cheval, sont la *morve*, le *farcin*, la *gale*, le *charbon* et la *rage*. Ces deux dernières maladies sont également susceptibles de se communiquer chez les animaux d'espèces différentes. (*)

(*) Pendant long-tems on a rangé la gale dans cette même catégorie ; mais ayant reconnu depuis, que cette maladie était occasionnée par un insecte nommé *acare*, (acarus-scabiei) , on est resté convaincu qu'elle n'était contagieuse que chez les animaux de même espèce.

M. Gohier, professeur à l'école vétérinaire de Lyon, a démontré, en donnant la description de *l'acare* mâle et femelle du cheval, que ces insectes multipliaient à l'infini, mais qu'ils périssaient aussitôt qu'ils étaient transportés sur le corps d'un animal d'espèce différente.

D'après cette observation, il devient positif que la gale du cheval ne peut pas plus se communiquer à l'homme, que celle de l'homme ne peut se communiquer au cheval.

Le soufre uni à l'axonge, ou avec tout autre corps gras, est le spécifique qu'on emploie contre la gale ; si elle est rebelle, on augmente l'activité de l'onguent avec les cantharides, ou avec la quantité d'animaux proportionnés à leur espace ; du soin qu'on a de nettoyer, et d'enlever les fumiers tous les jours ; du pavé ou du sol qui doivent toujours avoir une pente pour faciliter l'écoulement des urines ; de l'exactitude à ne laisser jamais de grands intervalles entre les pavés, afin d'éviter que les chevaux ne prennent une mauvaise position, ne deviennent rampins, et ne faussent leurs aplombs.

Des écuries ainsi construites, seront toujours saines, à moins qu'une épizootie ou une maladie contagieuse ne viennent à les infecter. En pareille circonstance, voici, suivant la circulaire de S. Exc. le Ministre de la guerre, les moyens qu'on doit employer :

ARTICLE PREMIER.

La désinfection des écuries s'opérera à l'aide de trois principaux moyens, qui sont : le lavage, les fumigations de chlore, et le blanchìment au lait de chaux.

Le lavage qui se fera à grande eau, aura pour résultat d'entraìner les ordures, de contribuer à la propreté des écuries, et sur-tout de les débarrasser des substances animales plus ou moins malfaisantes et délétères, en se mettant en contact avec les émanations virulentes, suspendues dans l'air de l'écurie, ou attachées aux surfaces ;

Les fumigations produisent la décomposition de ces matières, et en détruisent toutes les qualités contagieuses : ces fumigations seront dégagées par le mélange,

De quatre parties de *muriate de soude égrugé,* deux parties d'*acide sulphurique concentré,* deux parties